L'URÉE ET LE FOIE

VARIATIONS DE LA QUANTITÉ DE L'URÉE ÉLIMINÉE DANS LES MALADIES DU FOIE

PAR

P. BROUARDEL

AGRÉGÉ DE LA FACULTÉ DE MÉDECINE DE PARIS
MÉDECIN DE L'HÔPITAL SAINT-ANTOINE

PARIS

G. MASSON, ÉDITEUR

LIBRAIRE DE L'ACADÉMIE DE MÉDECINE

Boulevard Saint-Germain, en face de l'École de Médecine

—

M DCCC LXXVII

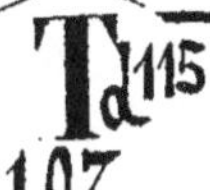

L'URÉE ET LE FOIE

VARIATIONS DE LA QUANTITÉ DE L'URÉE ÉLIMINÉE DANS
LES MALADIES DU FOIE

Paris. — Imprimerie Paul Dupont, rue Jean-Jacques-Rousseau, 41.

L'URÉE ET LE FOIE

VARIATIONS DE LA QUANTITÉ DE L'URÉE ÉLIMINÉE DANS LES MALADIES DU FOIE

PAR

P. BROUARDEL

AGRÉGÉ DE LA FACULTÉ DE MÉDECINE DE PARIS
MÉDECIN DE L'HÔPITAL SAINT-ANTOINE

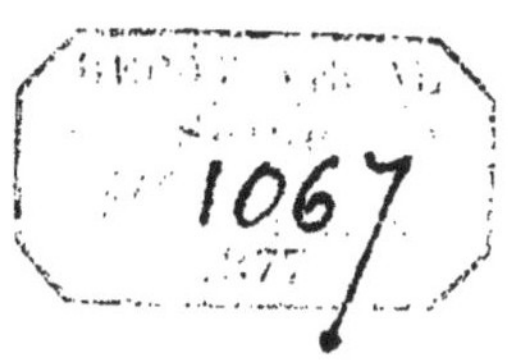

PARIS

G. MASSON, ÉDITEUR

LIBRAIRE DE L'ACADÉMIE DE MÉDECINE

Boulevard Saint-Germain, en face de l'École de Médecine

—

M DCCC LXXVII

L'URÉE ET LE FOIE,

VARIATIONS DE LA QUANTITÉ DE L'URÉE ÉLIMINÉE DANS LES MALADIES DU FOIE.

I.

Les travaux des pyrétologistes tendent depuis quelques années à faire considérer la quantité d'urée éliminée dans le cours des maladies, comme soumise aux oscillations de la température du corps. Ils ont été amenés à conclure que, « produit ultime de l'oxydation des matières albuminoïdes, scorie en quelque sorte du foyer de combustion animale, l'urée paraît représenter par sa quantité l'intensité de la destruction. » (Hirtz, art. FIÈVRE, *Dict. de médecine,*t. XIV, p. 719.)

Cette opinion est passible d'un certain nombre d'objections très-graves [1] :

Dans certaines maladies fébriles les urines ne contiennent pas un excès d'urée. Dans l'ictère grave, la température axillaire peut atteindre 39°, 40° et même 41° et c'est à peine si parfois on trouve trace d'urée dans les urines. (Frerichs.)

Dans d'autres maladies, non fébriles, la quantité d'urée éliminée en 24 heures peut s'élever à une proportion considérable : M. Bouchardat rapporte que des diabétiques ren-

---

[1] Nous ne parlons en ce moment que de l'homme malade, nous laissons de côté les modifications apportées à la composition des urines par le régime alimentaire. Pendant le cours des maladies graves, il n'entre par les boissons ou le régime qu'une quantité de matière azotée tout à fait négligeable.

daient 50, 60 grammes d'urée par jour, et pourtant la température de ces malades est plutôt abaissée qu'élevée (36° dans l'aisselle) [1].

Nous savons par les expériences de Ringer et de Chalvet, que dans la fièvre intermittente, l'urée augmente dans les urines avant que le thermomètre ne signale la moindre élévation de température. On ne peut considérer dans ce cas l'urée comme traduisant l'excès des combustions organiques, puisque son augment précède cette activité des combustions.

Enfin que l'on trace la courbe des oscillations thermométriques et celle des oscillations de la quantité d'urée, on verra que si dans les premiers jours d'une maladie fébrile ces deux tracés subissent en général une élévation simultanée, le parallélisme cesse bientôt, et que plus la maladie se prolonge, plus les discordances s'accusent.

Une théorie à laquelle on peut adresser de semblables objections nous avait paru déjà depuis plusieurs années mériter d'être soumise à une étude minutieuse.

Nous avons analysé les urines d'un grand nombre de malades atteints d'affections diverses et nous avons été amené à cette conclusion que :

La quantité d'urée sécrétée et éliminée en 24 heures est sous la dépendance de deux influences principales :

1° L'état d'intégrité ou d'altération des cellules hépatiques;

2° L'activité plus ou moins grande de la circulation hépatique.

Pour ne pas compliquer le problème, nous laissons entièrement de côté les cas dans lesquels existent des lésions du rein. Cet organe est, on le sait, chargé d'excréter l'urée contenue dans le sang. C'est lorsque le rein est sain, que nous disons que la quantité d'urée sécrétée et éliminée varie

---

[1] M. Bouchardat a d'ailleurs soin de faire remarquer que la quantité d'urée excrétée en 24 heures par les glycosuriques n'est pas seulement en rapport avec l'alimentation. « J'ai analysé, dit-il, les urines d'un malade *mangeant à peine* qui avait rendu, dans les 24 heures, deux litres un dixième d'urine contenant 45 grammes d'urée et 5 grammes de glycose; mais jamais je n'ai observé de cas comparable à celui de Sydner-Ringer rapporté par Parkes et que Jaccoud nous a fait connaître : un malade à la diète perdait en 24 heures 105 grammes d'urée. »

en raison des troubles survenus dans les fonctions circulatoire et sécrétoire de l'organe hépatique.

Nous ne prétendons pas que l'urée ne se forme que dans le foie. On en a trouvé dans d'autres organes ; M. Wurtz, en particulier, a constaté que le chyle et la lymphe contenaient une proportion d'urée plus considérable que le sang. (*Comptes rendus Ac. des sc.*, 4 juillet 1869.) Voici le tableau que donne M. Wurtz :

ANIMAUX.	RÉGIME.	SANG.	CHYLE.	LYMPHE.
Chien.	Viande	0,089	»	0,158
Chien	Viande	»	0,183	»
Vache.	Luzerne sèche	0,192	0,192	0,193
Premier taureau...	Luzerne et tourteaux de colza	»	0,189	0,243
Deuxième taureau.	Tourteaux avant le rumin	»	»	0,215
Bélier	Régime ordinaire, rumin suspendu	artériel. 0,248	0,280	»
Mouton	Régime ordinaire, rumin suspendu	»	0,071	»
Cheval	Régime ordinaire, rumin suspendu	»	»	0,126 0,112

Les différences sont, on le voit assez peu accentuées; nous ajouterons qu'il serait téméraire de conclure que l'urée est née sur place dans chacun des organes ou des liquides où on l'a rencontrée: les lois de la dialyse nous ont appris que les substances cristalloïdes peuvent s'accumuler dans des liquides qui certes ne les fabriquent pas. Un organe peut contenir plus de sucre et plus de chlorure de sodium que le sang sans qu'on puisse considérer cette accumulation comme due à d'autres influences que celles de l'endosmose. Bien que la formation de l'urée dans ces différents points soit discutable, nous l'admettons provisoirement.

Nous ne voulons conclure de l'ensemble de preuves que nous avons réunies, que ce qui en ressort avec évidence. Nous espérons démontrer que c'est dans le foie que se forme la plus grande quantité sinon la totalité de l'urée, et en nous plaçant sur le terrain de la clinique, que sous l'influence des altérations du foie, les quantités d'urée secrétée varient dans une telle proportion, que l'on peut utiliser ces changements

dans le diagnostic des maladies de cette glande dont la pa
thologie est encore si obscure [1].

II.

Nous avons dit en commençant quelles étaient les objections que l'on pouvait adresser à la théorie admise par les
pyrétologistes : nous avons vu qu'il nous semblait difficile de
considérer comme étroitement unis par les liens de cause à
effet deux phénomènes, la chaleur et la quantité d'urée éliminée, puisque leurs variations sont souvent contradictoires.
Cette discordance a été le point de départ de nos recherches.
Lorsqu'il nous a paru démontré que c'était l'état du foie qui
agissait comme influence dominante sur la sécrétion de l'urée,
nous avons constaté que cette opinion n'était pas nouvelle,
que des physiologistes et des pathologistes l'avaient émise les
uns d'une façon absolue, les autres à titre d'hypothèse.
Comment donc est-il arrivé que cette théorie n'ait pas réussi
à s'imposer dans la science, et que des travaux consciencieux,
quelques-uns très-complets, soient restés presque inconnus ?

Nous pensons qu'il a manqué à ces travaux d'être ap-
puyés sur des preuves assez multiples : les physiologistes
n'ont invoqué que des expériences de laboratoire, peu connues des médecins ou peu faites pour forcer leur conviction ; les pathologistes ont étudié l'urée dans des maladies
particulières et n'ont pas fait un travail d'ensemble. Notre
but est précisément de puiser à toutes les sources, et nous
espérons que le groupement de ces divers matériaux fera
passer dans l'esprit de nos lecteurs cette conviction que nos
conclusions sont absolument légitimes.

[1] Nous nous occuperons exclusivement dans ce mémoire de la quantité d'urée
éliminée par les urines. Nous nous réservons de revenir plus tard sur plusieurs
points qui sont intimement liés à ces variations, tels que la présence de l'urée
dans le sang, l'augmentation ou la diminution de certains produits secondaires,
l'acide urique, les urates, les phosphates, l'urochrone, l'uroxanthine, et enfin
la leucine et la tyrosine qui semblent être en quantité d'autant plus notable
que la sécrétion d'urée se trouve abaissée.

Nous pensons qu'il vaut mieux procéder par études successives, et concen-
trer ses efforts sur chacune de ces substances considérée isolément. Ce n'est
qu'ensuite qu'il sera possible de faire une synthèse réellement utile.

— 5 —

Nous réunirons les documents épars, en les appuyant sur nos recherches personnelles au lit du malade ou dans le laboratoire ; mais nous n'analyserons pas tout ce qui a été écrit sur l'urée. Nous tenons surtout à indiquer quels ont été les résultats obtenus par ceux de nos prédécesseurs qui se sont plus particulièrement attachés à déterminer les rapports du foie et de l'urée.

La découverte de l'urée contenue dans les urines, par Rouelle le jeune en 1772, datait à peine de 30 ans quand Fourcroy et Vauquelin indiquèrent les relations qui pour eux rattachaient les variations de l'urée aux troubles morbides du foie. En 1806 (*Mém. de l'Institut*, t. VI, p. 569), ils notent que l'urine des ictériques peut renfermer une grande proportion d'urée : malheureusement cette assertion ne fut pas appuyée par le dosage de l'urée rendue en 24 heures.

D'après Rayer (*Traité des maladies des reins*, t. II, p. 84), « Rose[1] a assuré, après des expériences répétées, que l'urine des personnes affectées d'hépatite aiguë ou chronique ne contenait pas d'urée. Le Dr Henry, de Manchester, a répété les expériences de Rose et les a trouvées parfaitement exactes. »

MM. Rayer (*Traité des maladies des reins*, t. I, p. 84) et Bouchardat (*De la Glycosurie*, p. 39, note 8) citent le passage suivant emprunté à MM. Prévost et Dumas : « Tous les chimistes, disent-ils, savent que les urines des malades affligés d'hépatite chronique contiennent peu ou point d'urée, ce qui semblerait prouver que les fonctions du foie sont nécessaires à sa formation[2]. » Les deux indications bibliographiques auxquelles ils renvoient sont inexactes, nous n'avons pu retrouver ce passage. Nous avons recherché, dans le *Traité de chimie* de M. Dumas, son opinion sur l'origine de l'urée et nous reproduisons les phrases qui la résument (p. 542) : « L'oxygène du sang artériel, dit M. Dumas, en passant par

<hr>

[1] Rayer donne comme indication bibliographique de ce travail : *Biblioth. méd.*, t. LVII, p. 127. Bouchardat fait remarquer que c'est une indication fausse. Nous n'avons pu la rectifier.

[2] M. Rayer donne l'indication bibliographique suivante : *Ann. de chimie et de physique*, t. XXXIII, 1re série, p. 201. — M. Bouchardat. *Ann. de chimie et de physique*, t. XXXIII, p. 100.

les capillaires, y détruit, par une véritable combustion, les tissus devenus impropres à la vie ; le carbone et l'hydrogène de ces tissus tendent, au moins en partie, à se transformer en acide carbonique et en eau pour être rejetés par les poumons. Mais quelle forme prendra l'azote ? La combinaison la plus simple qu'il pourrait former serait l'ammoniaque ; ce corps ne pouvant exister à l'état de liberté dans l'économie, la nature a dû le modifier : il lui a suffi pour cela de le mettre en rapport avec l'acide carbonique, et d'éliminer de cette combinaison les éléments de l'eau, pour la transformer en urée. Ce principe, étant inerte et soluble dans l'eau, peut passer sans le moindre danger dans le torrent de la circulation et être recueilli et rejeté par les reins. Telle est l'origine de l'urée dans l'économie. On voit que c'est en quelque sorte un corps brûlé qui résulte de l'oxydation des matières azotées de l'économie. »

Si MM. Prévost et Dumas ont cru un instant que l'intégrité du foie est nécessaire à la formation de l'urée, il semble que leur pensée ne se soit pas arrêtée définitivement à cette opinion.

W. Prout (*Traité de la gravelle,* trad. chez Seinot, 1822, p. 23) signale aussi l'influence de l'hépatite sur la quantité d'urée excrétée :

« On a dit que l'urée n'existait pas dans les urines des personnes atteintes d'hépatite, mais cette observation ne s'accorde nullement avec mon observation propre ; je crois au contraire qu'en général il y a plutôt excès d'urée qu'appauvrissement. »

Rayer (*Traité des maladies des reins*, t. I, p. 84) accepte les conclusions de W. Prout : « Dans quelques cas d'hépatite chronique, dit-il, avec induration du foie, et dans plusieurs cas de cirrhose avec ascite sans ictère, j'ai toujours vu l'urine rare, fortement colorée en rouge, donner une masse abondante de nitrate d'urée, lorsqu'après l'avoir évaporée en consistance sirupeuse on la traitait par l'acide nitrique. » Il faut remarquer que Rayer ne donne pas de dosage, et paraît avoir conclu d'après l'analyse de l'*urine rare* rendue par le malade, urine peut-être très-chargée proportionnellement mais représentant en réalité une faible quantité de celle qui est rendue en 24 heures par un homme sain.

M. Bouchardat ayant analysé l'urine de deux malades atteints d'ictère dont nous reproduirons plus loin l'observation, et celle d'un individu atteint de gastro-entéro-hépatite, ne partage pas cette manière de voir. Pour lui (*De la glycosurie*, Paris, 1875, p. XL, note VIII), «deux conséquences importantes découlent de ces observations : la première, c'est que la production de l'urée paraît être directement ou indirectement influencée par l'état du foie, comme MM. Prévost et Dumas l'avaient pressenti. Nous voyons, en effet, des augmentations ou des diminutions considérables dans l'excretion de l'urée coïncider avec des états pathologiques différents du foie. La deuxième conséquence se déduit de l'augmentation considérable dans la production de l'urée dans les cas d'ictère de cause morale. Il est évident que, dans ces cas, l'urée ne résulte pas d'une augmentation dans les phénomènes de la combustion respiratoire : car, à l'encontre de ce qu'on devrait observer dans cette supposition, le nombre des pulsations diminue et la chaleur s'abaisse en même temps qu'il existe une plus grande proportion de matériaux de la bile dans le sang. »

Malgré ces travaux, qui sont déjà anciens, et dans lesquels le rôle du foie se trouve indiqué, les auteurs se rallièrent surtout à l'opinion de M. Dumas et cherchèrent à prouver que l'urée résulte de l'oxydation des matières azotées de l'économie. M. Béchamp assura qu'il avait réussi directement à faire de l'urée en oxydant des matières albuminoïdes avec le permanganate de potasse. Cette assertion était restée douteuse et contestée par nombre d'auteurs qui avaient répété infructueusement l'expérience de M. Béchamp, quand M. Ritter annonça à l'Institut (*Compt. rend. Ac. sc.*, 2 novembre 1872) qu'il avait obtenu des résultats analogues à ceux de M. Béchamp : que

30 grammes d'albumine avaient fourni	0^{gr},09 d'urée.
— de fibrine	—	0 07
— de gluten	—	0 27

Lehmann accepte aussi l'idée de la formation de l'urée par combustion (*Précis de chimie physiologique*) :

« On ne saurait décider, dit-il, si l'urée se forme sur les

lieux mêmes où s'opère le renouvellement des parties désorganisées, ou si elle prend naissance dans le sang ; toutefois plusieurs raisons portent à croire qu'elle se forme de préférence dans le sang aux dépens d'autres matières azotées, constituant des débris d'organes ou des produits de la transmutation des tissus. *Dans les muscles on a bien trouvé de la créatine, mais point d'urée.* Enfin il n'est guère probable que l'accroissement de l'urée dans l'urine, après une ingestion copieuse de substance de la nature de la gélatine, se manifesterait aussi rapidement qu'on l'a remarqué, si dans ces cas les matières azotées n'éprouvaient immédiatement dans le sang une combustion, par suite de laquelle leur azote s'unit à d'autres éléments pour constituer l'urée. »

Malgré l'appui que les auteurs que nous venons de citer prêtent à la théorie de la combustion, la production de l'urée par ce procédé nous semble bien improbable. Si elle était vraie, la quantité d'urée éliminée devrait varier proportionnellement avec l'élévation de la température. Que l'urée soit due à la combustion des aliments ingérés ou à celle des tissus pendant la diète, l'élévation de la température devrait se traduire par une élévation constante de l'urée produite. Nous verrons en étudiant les fièvres que les courbes de ces deux phénomènes ne varient même pas constamment dans le même sens. M. Daricarière (*Thèse de Strasbourg*, 1870) a déjà fait remarquer que si l'excès de chaleur produit dans la fièvre était dû tout entier à une combustion exagérée des matières albuminoïdes, le poids de l'urée excrétée devrait décupler dans l'urine, ce qui n'a jamais lieu.

Si la théorie de la production de l'urée par la combustion des matières albuminoïdes ne trouve pas sa vérification dans l'étude des phénomènes fébriles, elle est encore plus en contradiction avec les cas dans lesquels la température est abaissée. Les diabétiques éliminent une quantité d'urée plus considérable que les malades atteints de fièvre, et cependant leur température est abaissée.

L'urée ne paraît donc pas être le produit d'une oxydation, peut-être est-elle plutôt celui d'un dédoublement.

C'est l'opinion de M. Ch. Robin (*Traité des humeurs*, p. 685) : «L'absence de notions justes, dit-il, sur la nature des actes de l'organisme, la confusion entre les propriétés des éléments, celles des tissus et les fonctions ont conduit à une hypothèse erronée sur le mode de production de l'urée. Considérant les principes immédiats excrétés comme un résultat de l'accomplissement des fonctions, tandis qu'ils dépendent au contraire de l'état de la nutrition, les chimistes ont pris à tort l'urée pour un produit de la combustion des substances azotées qui serait opérée par la fonction de respiration. Mais aucun composé n'est fabriqué dans cet acte, où, comme dans l'urination, il n'y a qu'expulsion des principes formés pendant la désassimilation nutritive. Or l'urée, ainsi que nombre d'autres principes de la même classe, naît par catalyse dédoublante durant la désassimilation, l'un des côtés du double acte continu de nutrition. »

M. Robin se rapproche donc beaucoup des opinions émises par M. Bouchardat, et nous trouvons la doctrine de ces deux professeurs résumée par M. Armand Gautier (*Chimie appliquée à la physiologie*, etc., 1874, t. II, p. 19) :

« L'urée ne se produit pas d'emblée dans l'économie par l'oxydation des matières azotées. Ces substances paraissent se dédoubler en produits divers, dont les uns, exempts d'azote, sont représentés par la matière glycogène du foie, l'inosite, la cholestérine, etc., qui en proviennent au moins en partie, et dont les autres, riches en azote, subissent des oxydations successives et se retrouvent dans les muscles, le sang, le cerveau. La créatinine, la xanthine, la sarcine, l'acide urique sont de ce nombre. »

Mais où s'accomplissent ces dédoublements? Ont-ils pour siége exclusif un organe, ou se font-ils en tous les points de l'économie?

Heynsius, Küthe, Meissner, etc., ont localisé dans le foie ces phénomènes chimiques, nous verrons plus loin que les observations pathologiques viennent à l'appui de cette théorie.

En 1864, Meissner publia un premier mémoire (*Jahresbericht für* 1864, p. 386), pour démontrer la production de l'urée dans le foie. Voici comment il procéda[1] : Il réduisit le foie de

---

[1] Meissner lave les petits morceaux de foie dans l'eau chaude, il les triture. L'albumine est coagulée par de l'acide sulfurique extrêmement étendu. Le produit filtré est déversé dans l'eau de baryte en excès, refiltré plusieurs fois, et

chiens et de chats en petits morceaux, les pressura et en retira après une série d'opérations, que j'ai placées en note, une certaine quantité d'urée. Meissner avait été conduit à faire ces recherches parce qu'il avait trouvé dans le foie des poulets de l'acide urique en quantité considérable. Sachant que l'acide urique des oiseaux est l'analogue de l'urée chez les mammifères, il fut amené à rechercher l'urée dans le foie de ces derniers. Meissner rapporte plusieurs expériences. Dans l'une d'elles le foie d'un chien, pesant 16 kilogrammes, tué par hémorrhagie, contenait 0,093 d'urée. Puisque le foie, dit Meissner, contient une proportion relativement forte d'urée, lorsque les muscles, les poumons n'en révèlent aucune trace, il m'est permis de conclure que c'est le foie qui est le principal lieu de formation de l'urée.

Mon collègue, M. Bouchard, à qui j'avais communiqué mes recherches, a repris cette expérience, ces jours derniers, et il a constaté que le foie de bœuf non lavé contient 0 gr. 202 d'urée par kilogramme (communication orale).

Les expériences de Kuhne confirment avec celles de Lehmann citées plus haut un des points avancés par Meissner :

« Dans la chair des mammifères, dit-il, on ne trouve pas d'urée, pas plus que de sarcosine. On n'a constaté la présence de l'urée que dans les muscles des plagiostomes, et cela en quantité assez considérable. C'est une raison pour chercher de nouveau sa présence dans les muscles des mammifères ; mais jusqu'à présent ce n'est que dans les cadavres des cholériques et des urémiques qu'on a trouvé de l'urée dans les muscles de l'homme. (Kuhne, *Chimie des tissus ; liquide musculaire*, p. 293 et 294.)

enfin strictement neutralisé par une solution faible d'acide sulfurique. Après avoir chauffé et filtré, on obtient un liquide clair comme l'eau, parfaitement pur de toute matière glycogène précipitée par la baryte. Par l'ébullition le liquide prend insensiblement une réaction acide. La xanthine se sépare. Après l'écoulement complet de ce produit, le liquide est dilué dans l'alcool absolu ou filtré, on chasse l'alcool. Ce résidu est dilué dans l'eau et mêlé à une solution de nitrate mercurique qui précipite une série de principes immédiats, excepté l'urée qui n'est pas précipitée par la solution acide de mercure. Le précipité est filtré, rendu alcalin par le carbonate de soude; puis, par l'addition d'une nouvelle solution mercurielle, l'urée se précipite. Ce précipité neutre de mercure, de couleur blanche, est suspendu dans l'eau et dissous avec de l'hydrure de soufre. Après filtration, l'urée par addition d'acide nitrique est recueillie sous forme de nitrate d'urée.

Meissner avait été précédé dans cette voie par Stokvis et Heynsius. Heynsius, dès 1859, avait remarqué que tandis que la matière glycogène prend naissance dans le foie, par la transformation des matières albuminoïdes, en même temps et à côté d'elle prend naissance une substance azotée qu'il appelle *mère de l'urée*. Cette matière a une grande analogie, si elle n'est pas identique, avec la sarkine, l'hypoxanthine ou la xanthine, corps qui, comme l'on sait, sont très-rapprochés par leur composition de l'acide urique, acide qui lui-même est le générateur de l'urée (Béclard, *Traité de physiol.*, 1870, 6e édition, p. 557). M. Stokvis a plus récemment constaté dans le foie la présence de l'acide urique chez l'homme, le cochon, le chien et le cheval.

De divers côtés et par suite d'expériences ayant des objectifs très-différents, les observateurs semblent donc arrivés à mettre en cause le foie dans les actes qui aboutissent à la formation de l'urée.

En 1855, Fuhrer et Ludwig (*Archiv für physiologische Heilkunde,* 14 jahrg. 1855, p. 314 et 491) publièrent un mémoire important dans lequel ils cherchèrent à démontrer que l'urée provient de la décomposition des globules du sang. D'après ces auteurs :

« Le sang, et en particulier les globules, sont soumis à une rénovation incessante; chaque digestion apporte une nouvelle quantité de globules, surtout de globules blancs ; ceux-ci se détruisent rapidement. Leur apparition précède l'augmentation de l'urée après la digestion, et celle-ci survit un peu à leur disparition. Ce seraient ces globules , en se détruisant, qui donneraient naissance à l'urée. Pendant l'inanition les globules se formeraient aux dépens des tissus eux-mêmes, et leur destruction expliquerait la persistance de l'urée après que l'individu ne se nourrit plus. »

Les opinions de Fuhrer et Ludwig furent acceptées sans critique par Addison (*Britisch med Journ.*, 1864, vol. I, p. 202), qui développa cette hyothèse, mais sans ajouter aucun document nouveau. Elles furent admises également par Meissner, qui publia à cette occasion un second mémoire fort étendu. (G. Meissner, *Der Ursprung des Harnstoffs im Harn der* saügethiere.— *Zeitschrift für Rationelle Medicin von* Henle *und* Pfeufer, Dritte Reihe, XXI Band, 1868.)

Après avoir passé en revue les diverses théories émises sur la formation de l'urée, Meissner rejette avec Voit « l'hypothèse dénuée de fondement qui attribue aux reins le pouvoir de former de l'urée avec la créatinine, » mais il n'accepte pas pour cela la théorie de Voit, qui place dans les muscles l'origine de l'urée. (*Sitzungsberichte u. s. w.*, p. 371.)

L'opinion de Fuhrer et Ludwig lui semble au contraire très-admissible, elle lui paraît surtout justifiée par la découverte d'une quantité assez considérable d'urée dans le foie des mammifères et d'acide urique dans celui des poulets, ainsi qu'il l'a démontré dans son premier mémoire. (Voy. *Ann*. 1864, p. 386-387.) D'après Meissner, le foie serait l'organe dans lequel les globules se détruiraient en plus grande quantité, et l'urée serait formée dans le foie aux dépens des globules détruits. Il invoque à l'appui de cette hypothèse les recherches de Valentiner, Bruecke, Virchow, Zenker, Funcke, Kühne, P. David (*Dorpat*, 1866), pour qui la matière colorante de la bile proviendrait de celle des globules sanguins. (*Voyez* le résumé de cette question dans le *Lehrbuch der Physiologie de* Otto Funke, 4 aufl., 1 p., p. 263.)

Puis Meissner recherche les rapports qui peuvent exister entre la matière glycogène du foie et la formation de l'urée. Il rappelle que Heynsius (*Archiv für die Hollandischen Beitrage zur Natur,* und *Heilkunde*, I, p. 303, u. *Nederlandich. Tijdschrift voor Geneeskunde*, 1859. — *Bijdrahe tot de Kennis van de Stofwisseling in de Lever*) a le premier exprimé l'opinion que les albuminoïdes peuvent donner en même temps naissance à la matière amylacée du foie et à l'urée ou aux matières qui produisent l'urée. Il admet avec Cl. Bernard que la matière amylacée du foie provient des matières albuminoïdes qui font partie des aliments, et avec Tscherinoff (*Sitzungsbericht der Kaiserl. Akad. d. W. Wien*, Bd. LI, 2 Abtheil, 1865, p. 418) que, lorsqu'un animal est soumis à une alimentation mixte, la matière glycogène du foie provient des substances albuminoïdes, mais s'emmagasine et ne se dépense que lorsque les matières hydro-carbonées sont épuisées dans l'économie.

D'après Meissner, une grande partie de l'albumine ingérée par les carnivores, après avoir servi à l'état d'hémoglobine, serait employée dans le foie. Elle se séparerait en urée et en matériaux non azotés, absorbés en si petite quantité par les carnivores. L'urée ne provient pas des muscles : car alors même que l'urine est chargée de cette substance, on ne trouve pas d'urée dans le tissu du muscle, tandis qu'on en trouve en quantité dans le foie.

Gaethgens (*Ueber den Stoffwechsel eines Diabetikers verglichen wit dem eines Gesunden,*Dorpat, 1866, p. 49 f.), en comparant les produits de métamorphose d'un diabétique et d'un homme bien portant, arrive aussi à cette conclusion que la production du sucre et celle de l'urée dans le diabète marchent ensemble, naissent ensemble d'un dédoublement des matières albuminoïdes. Il ajoute que ce n'est pas seulement dans le diabète, mais à l'état normal, que ces deux phénomènes se trouvent intimement liés.

Huppert (*Archiv der Heilkunde,* VIII, p. 342-344) a émis une opinion presque identique à celle de Gaethgens.

Cyon cherche à résoudre la question de la formation d'urée dans le foie, par une expérience directe, en dosant la quantité contenue dans la veine porte et celle qui se trouve dans les veines sus-hépatiques des chiens. (*Schmidt's Jahrb.,* 1871, t. CLII, p. 12.) Dans une première expérience le sang contenait :

Avant son passage dans le foie   0,09 d'urée p. 0/0.
Après son passage dans le foie   0,14   —   —

Dans une deuxième expérience le sang contenait :

Avant son passage dans le foie   0,08 d'urée p. 0/0.
Après avoir passé une fois   0,14   —   —
Après avoir passé quatre fois   0,176 —   —

Pour Cyon ces expériences démontrent qu'il se forme de l'urée dans le foie.

Murchison (*On functional Derangements of the liver,* London, 1874) résume les opinions de ses devanciers ; il n'y ajoute, d'ailleurs, aucune observation personnelle. Il considère comme démontré (p. 15) « que le foie est chargé de l'im-

portante fonction d'accomplir la destruction et la dépuration
du sang, en décomposant la matière albumineuse qui provient
de la nourriture ingérée et des tissus, et en formant l'urée et
l'acide urique qui doivent être éliminés par les reins. » Il y
aurait donc dans le foie destruction de la fibrine, des globules rouges et formation de la matière colorante de l'urine.

« Il est démontré, suivant Murchison (p. 17), que le foie a
un rôle important dans la formation des matières azotées éliminées par les reins. En effet :

« 1° Il est un fait bien connu, c'est que parmi les signes les
plus constants de troubles fonctionnels du foie, on trouve la
formation imparfaite de l'urée, prouvée par l'augmentation du
dépôt d'acide urique ou d'urates et d'une matière colorante
foncée intimement unie à l'acide urique.

« 2° Quand une partie importante du foie a été détruite
par la maladie, l'urée éliminée est considérablement diminuée, ou même l'urée disparaît. (*Parkes.*)

« 3° L'urée existe en quantité considérable dans le foie et
elle y est formée. » (*Expériences* de Heynsius et Stokvis,
Meissner, Boullard, Perls, Cyon, etc.)

Ce sont précisément ces différentes conclusions qu'il nous
semble utile d'appuyer sur des preuves incontestables.

Une grande partie de ces travaux a déjà été vulgarisée par
M. Charcot, dans ses leçons sur les maladies du foie. (*Progrès médical*, 1876, 27 mai et 2 juin.) Le savant professeur,
à qui nous avions fait part du résultat de nos recherches, nous
a fait l'honneur de nous les demander et a bien voulu les
communiquer à son cours. Nous le remercions de leur avoir
prêté avec tant de bienveillance l'appui de son autorité.

Nous avons donné à l'exposé des expériences et des théories des chimistes et des physiologistes un assez grand développement, parce qu'elles viennent à l'appui des résultats
fournis par la clinique ; mais nous ne sommes pas actuellement outillé pour les contrôler, et nous les admettons provisoirement.

Nous ne consacrerons pas de chapitre spécial à l'historique
des travaux des cliniciens. A propos de chacune des maladies, nous donnerons le résumé de leurs recherches, et nous

les discuterons ou les invoquerons à l'appui de nos observations personnelles. Les preuves tirées de la clinique nous
semblent d'ailleurs moins contestables que les précédentes.

Nous étudierons dans ce travail les variations de l'urée dans
les maladies qui modifient directement la structure même du
foie ou sa circulation. Nous consacrerons ensuite un second
mémoire aux variations de l'urée dans les maladies fébriles.
Nous croyons arriver à démontrer que les causes qui, dans
ces deux classes de maladies, dominent les variations de l'u-
rée sont les mêmes.

III.

Pour doser l'urée nous avons dû choisir un procédé qui
réunît deux conditions : être facile à employer, de façon à ce
qu'il fût possible de mesurer journellement les quantités éliminées, et de plus être suffisamment exact pour que ces quantités comparées entre elles nous donnent des renseignements
précis sur les variations de l'urée. Ce que nous cherchions
surtout, c'était non la vérité absolue, mais la vérité relative ;
c'est-à-dire un procédé qui pour des conditions identiques
donne des résultats constants.

Ces deux nécessités nous ont fait choisir pour doser l'urée
la méthode de Lecomte, modifiée par Esbach. Dans ce procédé
on fait agir sur une quantité déterminée d'urine une solution
d'hypochlorite ou d'hypobromite de soude.

La réaction par l'hypobromite de soude donne du bromure
de sodium, de l'eau, de l'acide carbonique fixé par la soude
et un dégagement d'azote pur recueilli et mesuré dans un
tube gradué.

La solution d'hypobromite que nous avons employée se
compose de :

$$
\begin{array}{ll}
\text{Eau filtrée non bouillie} \dots\dots & 240^{cc} \\
\text{Lessive de soude pure} \dots\dots & 100^{cc} \\
\text{Brome (ajouter en dernier)} \dots\dots & 4^{cc}\ (12\ \text{gr.}).
\end{array}
$$

A cause des fréquents dosages et pour éviter des pertes
de temps, nous nous sommes servi des tables de cor-
rection dressées par M. Esbach, à l'aide du baroscope. Toutes

ces analyses ont été faites en employant 7 centimètres cubes de la solution d'hypobromite et 1 centimètre cube d'urine et en calculant toujours d'après la pression à $0^m,76^c$.

Quant aux causes d'erreur reprochées au procédé, telles que la décomposition de l'acide urique, de la créatine et de la créatinine, elles doivent être considérées comme bien faibles à cause de la rapidité du dosage.

Plusieurs expériences m'ont prouvé que, pendant les deux minutes au plus que dure l'opération, on ne dosait guère que le $1/30^e$ de l'azote de l'acide urique, le $1/20^e$ de celui de la créatinine et les 2/3 de celui de la créatine.

La première cause d'erreur serait facile à éviter en précipitant l'acide urique à l'état d'urate de plomb par l'acétate neutre de plomb et en employant le liquide filtré.

Quant à la créatinine et à la créatine, elles se trouvent en si petite quantité dans l'urine des 24 heures, qu'il n'y aurait lieu d'en tenir compte que dans des cas spéciaux. Alors on pourrait les isoler à l'aide du chlorure de zinc.

En résumé, la méthode donne des résultats dans lesquels l'erreur ne dépasse pas $1/50^e$ à $1/70^e$. Ajoutons que cette cause d'erreur agit toujours dans le même sens, qu'elle élève dans une légère proportion le chiffre de l'urée indiqué.

Nous ne discuterons pas actuellement les chiffres d'urine et d'urée que l'homme sain élimine. Nous acceptons qu'un adulte rend en moyenne 1,250 grammes d'urine par jour et de 18 à 20 ou 22 grammes d'urée. Ce sont les chiffres que nous avons obtenus nous-même et ils se rapprochent beaucoup de ceux adoptés en France. En Allemagne et en Angleterre tous les auteurs admettent pour la quantité d'urée éliminée en 24 heures un chiffre plus élevé, 25 à 30 grammes.

L'urée excrétée pour un kilogramme du poids du corps diminue de l'enfance à la vieillesse (Armand Gautier, *Chimie appliquée à la physiologie, à la pathologie*, etc., t. II, p. 29). L'homme en sécrète plus que la femme. On a par kilogr. et par 24 heures d'après Uhle :

```
Enfants de .... 3 à  6 ans...... 1 gramme.
     —    de..... 8 à 11 ans...... 0,8
Jeune homme de 13 à 16 ans...... 0,4 à 0,6
Adulte (moyenne)............... 0,5
```

Nous avons été aidé dans ces recherches par nos internes MM. E. Hirtz et P. Oulmont, et par M. Descoust notre préparateur. Ils ont tous les trois mis à notre disposition un zèle que nous sommes heureux de reconnaître publiquement.

IV. — MALADIES DU FOIE. — 1) *Ictère grave.*

Si nous dépouillons tout ce que Frerichs a écrit sur les variations de l'urée dans les maladies du foie, nous constatons que son attention a été attirée sur ce symptôme, qu'il a noté la disparition de l'urée dans l'ictère grave, qu'il a prévu l'importance de la question ; mais comme il n'a pas fait de dosage régulier, journalier, il a constaté seulement le fait brutal de la disparition de l'urée dans l'urine sans suivre les variations du phénomène.

Voici d'ailleurs réunis tous les passages dans lesquels Frerichs [1] s'occupe de l'urée :

Après avoir parlé de la glycogénie, Frerichs ajoute :

« Outre cette séparation du sucre aux dépens de la composition atomique des albuminats, il se passe encore dans le foie d'autres opérations chimiques. Ce qui prouve leur existence, c'est la présence de l'inosite, de l'hypoxanthine, de l'*urée* dans la glande et l'apparition de proportions considérables de leucine et de tyrosine constatées dans plusieurs cas morbides; ce sont enfin les variations remarquables que présente la composition de l'urine dans certaines affections hépatiques. »

(FRERICHS, p. 7.)

Il indique plus loin très-nettement l'importance de la question :

« On n'a pas encore fait sur le contenu de l'urine ictérique en urée, acide urique, sels, etc., des recherches assez décisives pour pouvoir en déduire une idée générale sur les métamorphoses de la matière dans ces états pathologiques. Il n'est pas invraisemblable qu'un pareil travail puisse donner des résultats importants. » (FRERICHS, p. 104.)

Nous donnons le résumé des observations dans lesquelles Frerichs note l'absence ou la diminution de l'urée dans les

---

[1] Frerichs, *Maladies du foie*. Trad. française, 2e édition, 1866.

urines des malades atteints d'atrophie jaune aiguë du foie. Elles ont été le point de départ de nos recherches.

Atrophie aiguë ou jaune du foie.

Obs. XVIII. — Symptômes de catarrhe gastrique et ictère dans le 7ᵉ mois de la grossesse, délire, convulsions, coma, avortement, mort le 7ᵉ jour de la maladie. Atrophie aiguë du foie, hémorrhagie dans le tube intestinal, sur la muqueuse des voies aériennes, etc. Composition particulière de l'urine.

L'urine rendue pendant la vie fut soumise à un examen détaillé; elle laissa 4,9 0/0 de résidu solide, et 0,14 0/0 de cendres. Le résidu présentait une réaction fortement acide, et consistait essentiellement en leucine, tyrosine et une matière extractive visqueuse, avec des traces d'acide urique; *on y chercha vainement de l'urée;* l'ammoniaque y était en si petite quantité qu'on ne pouvait songer à une disparition de l'urée par décomposition. Cette opinion était encore contredite par la réaction acide de l'urine examinée aussitôt après son émission. Autre fait encore très-remarquable : l'acide phosphorique et les terres calcaires manquaient complétement dans les cendres.

Le sang du cœur et des veines caves, ainsi que la substance cérébrale, contenaient de petites quantités de leucine ; le foie et la rate en fournirent davantage ; ces organes en présentaient une proportion beaucoup plus forte que celle qui pouvait correspondre au sang qu'ils renfermaient ; la substance musculaire n'en donna aucune trace.

La température ne paraît pas avoir été élevée pendant la maladie. Le pouls oscilla entre 80 et 108 et monta à 134 quelques instants avant la mort.

Le foie présentait tous les caractères de l'atrophie jaune aiguë.

(Frerichs, p. 234.)

Obs. XIX. — Ictère au 6ᵉ mois de la grossesse, douleurs de tête violentes; très-grande agitation, avortement, vomissements de matières noires, constipation opiniâtre, coma, pétéchies; mort au 8ᵉ jour du début de l'ictère. Atrophie aiguë du foie, rate petite, dégénérescence graisseuse des reins, urine riche en leucine et en tyrosine, urée dans le sang.

La fièvre est peu vive, 100 à 108 pulsations.

Le foie présente les altérations de l'atrophie jaune aiguë.

L'urine recueillie 24 heures avant la mort était très-acide; elle laissa déposer un sédiment épais d'un jaune rouge, formé en très-grande partie d'urates, mais contenant en outre un grand nombre de groupes volumineux de tyrosine colorés en jaune.

L'urine fut soumise à un examen détaillé. Elle contenait une *quantité médiocre d'urée*, et beaucoup de leucine et de tyrosine avec une matière extractive visqueuse. On obtint des résultats différents avec l'urine retirée de la vessie peu de temps avant la mort et avec celle qu'on recueillit pendant l'autopsie. On ne put y trouver *que de très-faibles traces d'urée ;* il fallut le microscope pour faire découvrir quelques cristaux de nitrate de cette base. L'évaporation de l'urine laissa un résidu solidifié par les globules de leucine mélangés aux groupes de tyrosine.

Le sang contenait également beaucoup de leucine, et, ce qui paraît important, une très-notable quantité d'urée. Celle-ci fut non-seulement reconnue à la forme cristalline de ses combinaisons avec les acides azotique et oxalique, mais encore on l'obtint à l'état de pureté.
(FRERICHS, p. 239.)

Frerichs fait suivre les observations précédentes des réflexions suivantes :

Dans l'obs. XIX, la mort arriva avant que l'altération locale du foie eût atteint sa dernière limite, et que la décomposition des cellules glandulaires fût complète, par suite de gastrorrhagies profuses et répétées. C'est pour cette raison que l'urine recueillie 24 heures avant la mort contenait encore une assez grande quantité d'urée, tandis que cette substance avait entièrement disparu sous l'action des altérations plus avancées constatées dans l'obs. XVIII. Les résultats de ces deux observations s'accordent parfaitement du reste. *L'urée en disparaissant de l'urine s'accumule dans le sang ;* elle ne cesse pas de se produire, mais d'être sécrétée (probablement excrétée). Nous acquérons ici la preuve que, sans albuminurie et sans diminution notable de la quantité d'urine, l'excrétion de l'urée peut cesser complétement.

Du côté du rein nous ne trouvons, comme cause de cette perturbation, que la dégénérescence graisseuse de l'épithélium glandulaire dont l'importance dans les fonctions du rein se trouve ainsi démontrée. On ne peut décider actuellement si cette perturbation reconnaît encore d'autres causes. La quantité d'urate paraît remarquable à côté de l'absence d'urée. La sécrétion de ces substances s'opérerait-elle d'une autre manière que celle de l'urée ? Il est évident que la rétention des parties constituantes de l'urine dans le sang peut avoir eu de l'importance dans le développement des accidents typhoïdes.(FRERICHS, p. 242.)

Dans l'analyse des symptômes de l'atrophie jaune aiguë du foie, Frerichs ajoute à l'occasion de la sécrétion urinaire :

Les remarquables changements dans la composition de l'urine, l'apparition de quantité considérable de leucine, de tyrosine et de matières extractives particulières, de plus la disparition progressive de l'urée et des phosphates calcaires que nous ont fait constater les observations XVIII et XIX, sont des phénomènes qui, jusqu'ici, ne se sont présentés dans aucune autre maladie. Ils nous annoncent des anomalies profondes dans les transformations de la matière, et si, comme je n'en puis douter, l'observation ultérieure prouve qu'elles sont constantes, elles promettent de fournir d'importantes données sur les transformations que subissent les matières albuminoïdes lorsque le foie cesse d'être actif.

(Frerichs, p. 250.)

Dans le chapitre de l'ictère grave, Frerichs rapporte les observations suivantes, dont voici le résumé :

Obs. XXIII. —Habitudes d'ivrognerie et de débauche, troubles persistants de la digestion ; ictère, hypertrophie du foie, peu de fièvre, somnolence, délire bruyant, coma, mort. — Autopsie : Foie gras, parsemé de foyers inflammatoires circonscrits ; destruction des cellules et hypertrophie de la charpente conjonctive ; rate très-petite, extravasations sanguines dans les poumons, sous la plèvre et l'épicarde, etc. État gras des muscles du cœur, des reins, urine riche en tyrosine, créatine et leucine, exhalant une odeur sulfhydrique.

L'urine extraite peu d'heures avant la mort contenait beaucoup de tyrosine, de nombreux cristaux de créatine et d'oxalate de chaux, mais aucune trace de leucine.

C'est à peine si l'on peut constater *quelques traces d'urée.*

Dans le sang du cœur et des vaisseaux axillaires, on trouve de la créatine, de la leucine et de la tyrosine, *mais point d'urée.*

L'apparition d'une masse considérable de créatine dans l'urine est un fait important ; déjà nous l'avions souvent constatée dans des cas où l'urée qui entre dans la composition de l'urine avait diminué ou disparu. Ludwig et Hermann (*Stzungsbericht der mathemat. naturwissenschaft. Classe der Kais. Kön. Academie in Wien*, t. XXXVI, p. 349), dans leurs expériences sur la ligature de l'uretère chez les animaux, ont fait des observations qui jettent sur ce point une lumière nouvelle. Ils ont trouvé après cette ligature peu d'urée et beaucoup de créatine. Ce dernier produit disparaissait tandis que la proportion d'urée augmentait, si on cessait pendant quelques heures de comprimer l'uretère. Dans un cas où la ligature avait été maintenue pendant quatre fois 24 heures, on ne trouva plus ni urée, ni créatine, mais seulement une substance analogue à la leucine. (FRERICHS, p. 271.)

Ictère grave.

Obs. XXIV. — Douleurs à l'épigastre, vomissements, fièvre légère, tuméfaction du foie, rate normale. Ictère, pétéchies, hématémèse, somnolence, mort. — Autopsie : Foie volumineux, chargé de graisse, ictérique ; destruction des cellules glandulaires ; voies biliaires libres. Ecchymoses sous la plèvre et l'épicarde ; rate petite, reins chargés de graisse.

L'urine trouvée dans la vessie était dépourvue d'albumine et se comportait absolument comme dans l'observation XXIII (FRERICHS, p. 272).

Ictère grave. — Ramollissement aigu du foie.

Obs. XXV. — Symptômes d'un catarrhe gastrique aigu, fièvre vive, somnolence, coma, délire violent. Point de tuméfaction de la rate ; tyrosine et créatine dans l'urine. Mort par la paralysie cérébrale. — Autopsie : Ramollissement du foie, destruction des cellules glandulaires et atrophie commençante, reins mous et ayant subi la dégénérescence graisseuse, rate contenant beaucoup de sang mais d'un volume normal.

L'urine recueillie pendant la vie avait un poids spécifique de 1020. Elle était fortement acide, ne contenait pas d'albumine. Évaporée sur une lame de verre, elle laissa des cristaux de tyrosine, de créatine et de créatinine. En poussant l'examen plus avant, on découvre des quantités encore plus considérables de ces substances. Après avoir été traitée plusieurs fois par l'alcool, la leucine est obtenue sous forme de cristaux. *Quant à l'urée, on ne put en découvrir* (FRERICHS, p. 274) [1].

Parkes a confirmé les résultats obtenus par Frerichs et Murchison dans l'atrophie jaune aiguë de Rokitansky (*the Lancet*, 1871, p. 467). Les matières albuminoïdes, telles que la leucine et la tyrosine, remplacent dans l'urine l'urée qui a disparu. Ces matières se trouvent en quantité dans le foie, comme si elles étaient un des termes d'arrêt de la transformation de l'albumine.

On peut rapprocher des troubles de la sécrétion urinaire

---

[1] Indication bibliographique dans Frerichs, p. 266, à propos de l'ictère grave Note 3). Sur la présence de la leucine et de la tyrosine dans l'urine, lorsque le foie est atteint d'atrophie aiguë et d'hépatite diffuse, on pourra consulter avec fruit les recherches faites à ce sujet par Neukomm, *Dissert. inaug.*, Zurich, 1859 ; Oppolzer, Pleischl et Schnitzler, *Wiener medic. Wochenschrift*, 1855 et 1857 ; Lebert et Wyss, *Schweiz. Zeitschr. Heilk.*, t. III, p. 321 ; Harley *un Jaundice*, London, 1863.

observés dans l'ictère grave ceux qu'on a constatés dans la fièvre jaune.

D'après le Dr Porcher, l'urée avait complétement disparu dans les urines de certains malades, pendant l'épidémie de fièvre jaune qui a sévi à Charleston en 1846.

(Citation empruntée à Harley : *De l'urine*, Paris, 1875, p. 67.)

Depuis trois ans que nous avons commencé ces recherches, nous n'avons pas eu l'occasion de soigner un seul malade atteint d'ictère grave. Nous considérons les observations de Frerichs, d'ailleurs vérifiées par beaucoup d'autres auteurs, comme prouvées. Dans l'ictère grave l'urée diminue, puis disparaît des urines. Mais y a-t-il au commencement une période pendant laquelle la quantité de l'urée augmente, ainsi que le professe notre excellent collègue M. Bouchard ? Nous le pensons et nous croyons que quelques expériences que nous avons entreprises mettront le fait hors de doute.

2) *Ictère par intoxication phosphorée.*

Les médecins légistes ne paraissent pas avoir recherché les variations de l'urée dans les urines des malades morts par intoxication phosphorée. Le livre de M. Tardieu sur les empoisonnements, si riche en documents, n'en contient pas un seul où la quantité d'urée éliminée ait été notée.

Frerichs, dans l'observation d'empoisonnement par les allumettes chimiques qu'il relate (p. 275), ne signale que la disparition des phosphates et l'augmentation des sels uriques.

Schultzen et Riess (*Ztschr. f. Biol.*, VII, 1, p. 63, 1871) trouvèrent que dans un cas d'intoxication phosphorée la quantité d'urée « était tombée au minimum » et que l'urée était remplacée non par de la leucine et de la tyrosine, mais par un produit de nature peptoïque.

Dans le but de vérifier les résultats annoncés par Schultzen et Reiss, O. Storch, sous la direction de Panum, empoisonna un chien par le phosphore. Il le laissa à la diète absolue pendant 7 jours et il obtint les résultats suivants (*Schmidt's Iahrb.*, 1871, I, 152, p. 146) :

JOURS	PHOSPHORE évalué en grains.	URÉE dans l'urine.	ACIDE phosphorique dans l'urine.
1er	»	20,7	6,04
2e	»	6,8	0,97
3e	»	5,4	1,98
4e	»	4,6	1,13
5e	»	6,0	1,43
6e	»	6,7	1,54
7e	»	4,7	1,06
8e	1,5	9,6	2,00
9e	0,5	12,7	2,77
10e	1,0	21,1	3,76
11e	1,5	9,1	1,90

Storch conclut de cette expérience que, dans l'intoxication phosphorée, l'urée augmente dans les urines. Nous ferons seulement remarquer que cette conclusion est trop absolue, que le chiffre de l'urée ne s'est pas élevé le 3e jour de l'intoxication plus haut que pendant le premier jour de la diète, et que le lendemain l'urée a diminué d'une quantité considérable.

.J. Bauer a également repris cette expérience. Nous donnons quelques détails sur son procédé opératoire, qui est des plus bizarres, et nous trouverons peut-être dans cette circonstance l'explication de certaines contradictions que nous aurons à noter plus tard.

J. Bauer (*Der Stoffumsatz bei der Phosphorvergiftung*, *Zeitschrift für Biologie* von L. Buhl, Pettenkofer, etc., VII Band, München, 1871, p. 63 à 85) met en expérience un gros chien, il le laisse douze jours sans nourriture, et à partir du 13e jour il lui donne par petites doses, de façon à ne l'empoisonner que lentement, de la pâte phosphorée. L'analyse de l'urine et le dosage de l'urée ont été faits par la méthode de Liebig. Pour recueillir l'urine rejetée, Bauer a eu recours à un singulier procédé. Après avoir vainement essayé de faire uriner son chien dans une soucoupe en fer-blanc, il enduisit le parquet d'une couche épaisse de couleur à l'huile, pour éviter que l'urine ne s'infiltrât dans les interstices du plancher. Il s'appliqua à recueillir avec une pipette l'urine de chaque miction, puis il enleva le reste à l'aide d'une éponge.

Quelle que soit la valeur de ce procédé primitif, voici les résultats que Bauer obtint dans son unique expérience :

JOURS.	VOLUME DE L'URINE en centimètres cubes	URÉE d'après la méthode de Liebig.	ACIDE CARBONIQUE calculé d'après l'urée.	ACIDE CARBONIQUE calculé d'après l'oxyde de soude et de chaux (Natronkalk).
1er.........	463	28,7	13,4	13,4
2e.........	332	21,5	10,0	9,5
3e.........	150	22,5	10,5	10,5
4e.........	458	30,5	14,2	14,1
5e.........	383	19,4	9,0	9,3
6e.........	212	13,0	6,1	6,0
7e.........	350	18,9	8,8	8,7
8e.........	441	20,2	9,4	9,2
9e.........	475	18,0	8,4	7,9
10e.........	345	12,7	5,9	5,4
11e.........	620	»	»	8,2
12e.........	548	18,6	8,7	8,1
Phosphore. 13e.........	350	16,3	7,6	7,3
14e.........	520	29,6	13,8	13,2
15e.........	615	22,9	10,7	10,1
16e.........	590	25,2	11,8	11,5
17e.........	1090	37,8	17,6	17,4
18e.........	1232	51,9	24,2	23,9
19e.........	»	»	»	13,4

Dès la première dose de pâte phosphorée donnée le 13e jour, le chien eut des vomissements muqueux continuels, il restait couché et fut pris de convulsions ; même état le second jour ; le 3e jour au matin, on ne donna pas de phosphore ; le soir, on administra deux doses contenant 1 grain 1/2 de phosphore ; mais la pâte fut vomie immédiatement. Les jours suivants (16 et 17), les vomissements persistèrent, cependant le chien conserva un peu plus longtemps des doses plus élevées. Les symptômes précédemment signalés allèrent toujours en augmentant. Le 18e jour, le chien fut pris de tremblement ; le 19e jour, l'animal amaigri ne se tenait plus qu'avec peine sur ses pattes, et, dans la nuit du 19e au 20e jour, il mourut.

La leucine et la tyrosine ne parurent dans l'urine que vers le 15e et 16e jour.

L'autopsie dénota les lésions de l'intoxication phosphorée. Les poumons contenaient des noyaux d'apoplexie pulmonaire ;

les plèvres, le péricarde, la muqueuse intestinale étaient parsemés de plaques ecchymotiques. L'estomac était le siége de véritables érosions hémorrhagiques. Le foie présentait des colorations différentes suivant ses diverses parties, variant du jaune au rouge sombre ; le tissu était mou et friable et graissait le couteau. Au microscope les cellules étaient désagrégées, les cellules non détruites étaient remplies de gouttelettes graisseuses. Les reins étaient pâles et infiltrés de graisse. Les muscles étaient de couleur jaune rouge, mous et pointillés de petites hémorrhagies, ils ne paraissaient pas très-dégénérés. Les globules du sang paraissaient sains.

Le foie contenait de la leucine et de la tyrosine.

Après avoir lu cette expérience, on ne sait pas quelle est la quantité de phosphore absorbée, à cause des vomissements ; on ignore aussi quelle est la part que l'on doit faire à l'irritation du tube digestif, et nous verrons plus tard qu'elle peut être considérable ; enfin, des animaux laissés à jeun pendant 12 jours éprouvent peut-être, sous l'influence d'une irritation intestinale vive, une excitation sécrétoire tout à fait exagérée.

Ajoutons que le procédé employé pour recueillir les urines montre plus le zèle de l'observateur que son esprit inventif ; outre sa bizarrerie, il est manifestement très-infidèle.

Dans une étude fort intéressante sur le rôle physiologique, clinique et thérapeutique du phosphore (*Arch. de phys.*, Brown-Séquart, Charcot, Vulpian, t. II, 1869, p. 110), notre collègue M. Lecorché a publié une expérience qui lui a donné des résultats analogues à ceux de Schultzen et Riess et contredisant ceux de Storch et de Bauer. Voici cette expérience :

« Un chien adulte reçut pendant 3 jours, à l'un de ses repas, une dose d'huile contenant $0^{gr},15$ de phosphore. Il mourut le 4e jour. A l'autopsie, on put constater l'existence des lésions caractéristiques de l'intoxication par absorption d'acide phosphorique formé dans l'estomac ; des inflammations stéatosiques multiples, des ulcérations, une vive injection de l'intestin, des mucosités sanguinolentes remplissaient le tube digestif. Dès le second jour de l'ingestion phosphorée, en même temps que baissait de 3 ou 4 degrés la température normale, ce chien nous présentait de notables changements dans la constitution de l'urine. Le chiffre des phosphates était manifestement augmenté, il dépassait de beaucoup le chiffre des sulfates. Cette augmentation n'était pas seulement relative ; elle était bien réellement absolue ; car la quantité d'urine écoulée dans les 24 heures, au lieu d'être diminuée par le fait de l'ingestion phosphorée, était plutôt augmentée. Loin de suivre cette progression croissante du chiffre des phosphates, *le chiffre de l'urée*, comme celui des sulfates, *va toujours baissant*. Cette diminution est en raison des quantités de phosphore absorbées sous une forme ou sous une autre. »

Plus loin (p. 112), M. Lecorché ajoute que lorsque le phosphore est administré à dose thérapeutique et non toxique, le chiffre de l'urée diminue également.

Avant de connaître les expériences de O. Storch et de J. Bauer, nous en avions entrepris d'autres. Nous voulions savoir si après avoir provoqué une dégénérescence toxique des cellules hépatiques, et avoir ainsi détruit l'appareil auquel nous attribuons la propriété de fabriquer l'urée, cette matière azotée continuait à être sécrétée.

Nous avons fait quatre expériences en nous plaçant dans les conditions suivantes :

Les chiens n'étaient mis à la diète ni avant ni pendant l'expérience. Ceux qui ont eu quelques vomissements n'en ont présenté que dans les derniers jours. Nous avons recueilli toutes les urines des 24 heures, en mettant le chien dans une cage en fil de fer, doublée de plaques de tôle pour que l'urine ne fût pas projetée sur les côtés. Sous le treillage qui constitue le plancher de la cage se trouve un tiroir en fer-blanc dans lequel s'écoulent toutes les urines. Les analyses de l'urée, des phosphates, des chlorures, ont été faites après avoir dilué l'urine du chien au 20° ; car cette urine est si concentrée, que sans cette précaution, une grande quantité des matériaux solides n'est pas décomposée. L'urée a été dosée par l'hypobromite de soude (Esbach), les phosphates par l'acétate d'urane, les chlorures par le nitrate d'argent.

Le poison a été introduit sous la peau par injection, à l'aide d'une sorte de seringue d'Anel, d'huile phosphorée préparée par le procédé de M. Mehu. Les voies digestives ont donc été préservées et nos chiens ont tous mangé presque jusqu'au dernier moment une pâtée composée avec de la viande bouillie. Je ferai remarquer que cette circonstance était plutôt de nature à surélever le chiffre de l'urée éliminée qu'à l'abaisser.

1re Exp. — Chien terrier de deux ans. Poids 20 livres. (Analyses faites par M. Hirtz, interne du service.)

26 nov. 1875, quantité d'urine 200^{cc}, urée 29^{gr}4 par jour.
28 — — 300 — 39 1 —
30 — — 250 — 32 0 —

Le 8 décembre, on injecte pour la première fois sous la peau 2 gr. 5 d'huile phosphorée avec une sorte de seringue d'Anel.

9 décembre. Urines 500 grammes. Urée 29 grammes.

Le même jour on fait une deuxième injection d'une quantité égale d'huile phosphorée. Le soir même le chien, qui était très-caressant, devient triste. Conjonctives jaunâtres. Le chien mange sa ration.

10 décembre, urine 500 grammes ; urée 18 grammes.

Le même jour on fait une troisième injection.

11 décembre. Vers le soir le chien vomit ses aliments et est pris d'un peu de diarrhée. Pas de sang dans les matières rendues. Soif très-vive. Il ne mange pas jusqu'au lendemain, 6 heures du matin, et succombe avec quelques convulsions.

Urine des 19 dernières heures, 200 grammes ; urée 4 gr. 64.

Les urines ne contiennent pas d'albumine ni de globules rouges ; elles sont très-chargées de matière colorante.

Autopsie. — Le foie pèse 373 grammes. A la surface on voit des îlots de couleur jaune clair, tranchant vivement sur la couleur rouge des autres parties du foie. La vésicule biliaire est remplie d'une bile diffluente, muqueuse. La muqueuse intestinale contient quelques ecchymoses. Les reins sont congestionnés, les poumons sont sains.

L'examen microscopique fut fait par M. Cornil le 12 décembre 1875. Voici la note qu'il a bien voulu nous remettre :

Foie assez uniformément coloré en gris opaque, après le lavage. Le centre des lobes est un peu rouge, la périphérie et la plus grande partie du lobe sont gris opaque.

Toutes les cellules sont altérées. Elles sont remplies de

granulations graisseuses fines, jaunes, résistant à l'action de l'acide acétique et de granulations protéiques qui pâlissent et disparaissent en grande partie par le même acide.

Elles contiennent très-souvent deux noyaux. Les noyaux sont de volume normal.

En somme : résultat très-net et positif, dégénérescence granulo-graisseuse totale à son début.

L'expérience n'avait duré que 4 jours, bien que les résultats fussent nets, puisque la quantité d'urée était tombée de 30 grammes à $4^{gr},6$; nous pensions qu'en opérant plus lentement, l'analyse des phénomènes serait plus facile ; dans la seconde expérience nous fîmes diminuer les doses d'huile phosphorée et espacer les injections, le chien ne survécut encore que 6 jours.

2e Exp. — Chien de 11 mois. Poids 16 livres. Alimentation par la viande bouillie. (Injections et analyses faites par M. Hirtz, interne du service.)

16 décembre 1875. Urines 400^{gr},	Urée $24^{gr},8$	
17 —	— 200	— 21
18 —	— 300	— 24 8
19 —	— 200	— 17 4
21 —	— 200	— 24 8
21 déc. 1re injection d'huile phosphorée,	$1^{gr},50$	
22 — — urines,	280 —	28
23 — — —	300 —	26
23 déc. 2e injection de la même quantité.		
24 — — urines,	220 —	$16^{gr},50$
25 — — —	260 —	12

Le 25, le chien devient triste, il mange comme à l'ordinaire, mais il boit avec avidité. Le 26, il refuse de manger ; quand on le sort de sa cage, il marche, mais se couche au bout de quelques instants. 3e injection.

26 décembre. Urines 200 grammes, urée $8^{gr},8$.

Il meurt dans la nuit sans vomissement, avec un peu de diarrhée non sanguinolente.

L'urine recueillie à l'autopsie (urine de 16 heures) donne : urine 250 grammes, urée $3^{gr},06$. Elle ne contient pas d'albumine, quelques gouttes d'acide nitrique donnent une coloration vert intense.

A l'autopsie, nous trouvons le foie franchement gras, surtout sur la face inférieure; sur la face convexe, on trouve le tissu hépatique rouge à la coupe, mais par petites places seulement.

Les reins paraissent sains, pas d'altération apparente des autres organes.

L'examen histologique fut fait par notre collègue M. Grancher, qui nous a remis la note suivante : La forme et la consistance du foie sont à peu près normales. Sa surface est lisse, ses bords sont réguliers. La coloration jaune, cuir de botte sur les bords, est jaune rouge dans l'épaisseur des lobes; et à la coupe il offre l'aspect de ces foies gras et congestionnés qui semblent formés de deux substances : rouge et jaune.

Des coupes fines de cet organe, durci dans l'alcool absolu, montrent une dégénérescence graisseuse très-avancée, occupant toutes les cellules de la périphérie du lobule et s'étendant dans les points les plus malades, jusque vers le centre de l'acinus. Mais même dans les points où l'altération a envahi le lobule tout entier, les lésions atteignent leur maximum de développement à la circonférence de l'acinus.

Les gouttelettes de graisse, colorées en noir par l'acide osmique, occupent le corps même de la cellule hépatique et laissent le noyau parfaitement intact. On distingue également le contour de chaque cellule qui est un peu gonflée et déformée, mais qui conserve cependant et ses rapports avec les cellules voisines et son indépendance.

Des préparations colorées au picro-carmin permettent d'affirmer qu'il n'y a pas destruction complète des cellules (leur noyau persiste avec ses caractères physiques et micro-chimiques), mais seulement une infiltration de leur protoplasma par des gouttelettes graisseuses.

Les vaisseaux sont très-développés et, dans beaucoup de points, on remarque soit à la périphérie du lobule, soit au centre, autour des vaisseaux sanguins, un manchon de cellules embryonnaires qui signifient ou un commencement d'inflammation, ou du moins une congestion prolongée de l'organe.

En résumé : 1° Les cellules hépatiques ne sont pas détruites, mais infiltrées de graisse ;

2° La dégénérescence graisseuse a commencé à la circonférence du lobule pour atteindre le lobule tout entier, sur les bords du foie ;

3° Cette dégénérescence ou surcharge graisseuse est accompagnée de congestion, de dilatation des vaisseaux sanguins avec accumulation de cellules lymphatiques ou embryonnaires dans les gaînes conjonctives périvasculaires.

Bien que cette seconde expérience ait entraîné une mort encore trop rapide, nous constatons : qu'après la première injection, la quantité d'urée éliminée a augmenté de quelques grammes (4 grammes environ) pour tomber bientôt à moitié de la quantité normale et enfin le dernier jour ne plus atteindre la cinquième partie de cette quantité.

L'examen microscopique remis par M. Grancher montre que l'infiltration des cellules a été précédée ou au moins accompagnée d'une irritation avec congestion, qui peut être regardée comme une des phases de ce processus toxique. Doit-on établir un rapport entre cette irritation et l'augmentation de l'urée signalée au début de notre expérience, et à la période initiale de l'ictère grave par M. Bouchard ?

3ᵉ Exp., faite par M. Descoust, notre préparateur. — Chien de 6 kilogr. 6. (Cette expérience est incomplète, parce que nous avions cherché autre chose; la mort a été aussi beaucoup trop rapide; nous la reproduisons uniquement à cause des analyses des phosphates, chlorures, etc.)

DÉSIGNATION.	JOURS.	QUANTITÉ des urines.	URÉE.	PHOSPHATES.	CHLORURES.
Injection de 4 centimètres cubes d'huile phosphorée contenant 2 grammes de phosphore.........	Avril. 22	»	»	»	»
	23	280	11,2	1,30	2,5
	24	120	19,1	2,40	4,0
2ᵉ injection semblable...	25	300	26,5	5,00	2,2
	26	420	13,9	2,40	2,0
	27	Mort le 27 au matin.			

A l'autopsie, le foie était rouge et jaune, gras, mais la dégénérescence n'occupait que certaines parties. L'intoxication avait été trop brutale pour que les phénomènes fussent possibles à suivre dans leur évolution.

4e Exp. — Intoxication phosphorée. Analyses par M. Descoust. Jeune chienne pesant 5 kilogr. 800.

DÉSIGNATION.	JOURS.	QUANTITÉ des urines.	URÉE.	PHOSPHATES.	CHLORURES.
	Avril.				
	30	400	30,9	2,5	8,2
	Mai.				
	1	320	19,7	6,0	10,0
1re injection. Huile phosphorée, 1 cent. cube..	2	150	8,5	2,1	4,5
	3	300	24,9	2,6	10,2
2e injection. Huile phosphorée, 1 cent. cube..	4	»	»	»	»
	5	320	22,4	5,0	5,5
	6	200	31,0	3,9	8,2
3e injection. Huile phosphorée, 1 cent. cube 1/2	7	80	4,8	»	»
	8	120	15,9	»	4,5
	9	100	7,2	»	»
4e injection. Huile phosphorée, 2 cent. cubes..	10	100	12,8	»	4,5
	11	100	17,0	1,10	4,5
5e injection. Huile phosphorée, 2 cent. cubes.	12	230	14,2	5,0	10,0
	13	150	7,5	2,3	0,80
	14	200	12,0	4,2	0,70
	15	100	11,4	»	»

Cette chienne n'a pas vomi une seule fois dans le cours de l'expérience, elle a mangé tous les jours jusqu'à celui de la mort. Quelques heures avant elle était gaie, puis survinrent quelques accidents, elle s'affaissait sur ses pattes de derrière, les pattes de devant étaient raides, enfin elle eut quelques secousses musculaires générales et mourut.

Pendant toute l'expérience chaque injection d'huile phosphorée a été suivie d'une augmentation notable dans la quantité de l'urée excrétée, seulement chaque fois le chiffre avait baissé sur celui des élévations précédentes. On a, le lendemain des injections, $24^{gr},0$; $22^{gr},4$; $15^{gr},9$; $17^{gr},7$. Mais les jours suivants l'urée baisse, en sorte que la courbe va toujours en baissant ; mais elle est entrecoupée de séries d'élévations dont aucune n'atteint le niveau des précédentes.

L'examen du foie fut fait par M. Oulmont, interne du service. Le foie est de consistance normale, son apparence est mouchetée ; sur un fond de couleur brune se détachent de petits îlots jaunes, arrondis, régulièrement disposés et du volume d'une tête d'épingle.

Examen microscopique, foie durci dans l'alcool et coloré par le picro-carminate.

La veine intra-lobulaire et la zone qui l'entoure sont colorées en rouge ; cette zone est formée de fibres conjonctives régulièrement disposées autour de la veine, et au milieu desquelles sont entremêlées de nombreuses cellules embryonnaires.

Les cellules hépatiques sont toutes en pleine dégénérescence graisseuse ; dans la moitié interne du lobule, la dégénérescence est plus avancée, le noyau n'existe plus ; certaines cellules ont même disparu et sont remplacées par un détritus granulo-graisseux ; les cellules de la partie périphérique du lobule sont moins altérées ; leur contenu est trouble, mais le noyau est visible. Pas de traces de prolifération conjonctive à la périphérie du lobule.

L'observation de Schultzen et Riess, les expériences de Lecorché et les nôtres sont donc en contradiction absolue avec celles de Bauer. Elles prouvent, suivant nous, que la quantité d'urée baisse à mesure que la destruction des cellules du foie est plus étendue et plus complète, et que chaque fois qu'une nouvelle injection d'huile phosphorée est pratiquée, la sécrétion se trouve relativement augmentée. Il faut probablement mettre ce fait en rapport avec l'irritation du foie signalée par M. Grancher, dans l'autopsie du chien qui a servi à notre 2ᵉ expérience, et par M. Oulmont dans la 4ᵉ expérience.

3) *Observations d'ictère pseudo-grave.*

Nous réunissons dans un même groupe artificiellement constitué quelques observations qui ont des caractères communs. Dans chacune d'elles on a cru à un ictère grave, et les malades ont tous guéri après avoir eu une crise par les urines. A une diminution notable de la quantité d'urée a succédé une polyurie accompagnée d'excrétion abondante de l'urée.

Ictère pseudo-grave. Anurie pendant deux jours, petite quantité d'urine et d'urée pendant trois jours. Augmentation considérable de l'urine et de l'urée. Guérison. Variations du volume du foie.

(Obs. prise par M. Hirtz, interne du service.)

Le nommé S... (Louis), âgé de 19 ans, garçon de ferme, entre le 30 août 1874 à l'hôpital Saint-Antoine, service de M. Brouardel.

Pas d'antécédents morbides héréditaires. Aucune maladie acquise avant son entrée à l'hôpital.

S... est né à Pantin, qu'il n'a jamais quitté; depuis l'âge de 17 ans, il est garçon de ferme et soumis à une alimentation peu azotée, mais généralement suffisante. Il n'a jamais commis d'excès d'aucune nature, et le plus souvent ne buvait que de l'eau.

Huit jours environ avant le début de son affection, il fut astreint à un travail considérable pendant la moisson.

Surmené, privé d'une nourriture réparatrice, il fut à bout de forces dès le 28 août. Le 29 août, nous raconte le malade, il ressentit une sensation de lassitude et d'anéantissement, avec courbature, douleurs vagues dans les jambes, rachialgie légère; le lendemain l'état s'aggrava, il fut pris de céphalalgie et d'une sorte d'anxiété précordiale avec sensation de réplétion dans le côté droit. L'appétit avait, du reste, complétement disparu, le sommeil était très-agité. Le soir même il fut pris de nausées, puis de vomissements, et dut garder le lit dès ce moment. Le 30 août, son maître le fait transporter à l'hôpital Saint-Antoine.

État actuel. — Facies typhique, adynamie prononcée, décubitus dorsal. Le malade répond lentement aux questions qu'on lui adresse, mais avec assez de netteté.

Les téguments présentent une teinte jaune généralisée sur toute la surface du corps, mais principalement aux membres inférieurs; piqueté de purpura, conjonctives ictériques. Aucune autre hémorrhagie jusqu'à ce jour, sauf une épistaxis passagère au début. Dans les matières vomies on ne trouve pas de sang. Quant aux urines il est impossible d'en avoir : la vessie est vide, et le malade *nous assure ne pas avoir uriné depuis deux jours.* Selles noirâtres, bilieuses.

A l'examen, tous les organes sont sains, léger bruit de souffle anémique à la base du cœur. Le ventre est légèrement ballonné. Toute la région hépatique est extrèmement douloureuse à la palpation; à la percussion, sur la ligne mamelonnaire le foie mesure à peine 5 centimètres. La rate n'est pas augmentée de volume.

T. 39°4, urines 0.

Traitement : Potion de Tood, calomel 0^{gr},30, bouillon et lait.

31 août. — L'état général est le même; délire la nuit, dépression profonde, lèvres fuligineuses, langue sèche, rôtie. Les vomissements continuent essentiellement bilieux; deux selles noirâtres très-chargées

de bile. Purpura plus prononcé, ictère verdâtre. Le foie est très-douloureux, mêmes dimensions.

T. m. 38, s., 39,5. Urines 350 grammes, urée 2^{gr},34. Pas d'albumine, matières colorantes de la bile très-abondantes.

Même traitement. Boissons froides et glace.

1er septembre. — Les vomissements ont cessé, même état, pas d'hémorrhagie; selles diarrhéiques (2 ou 3) noirâtres. Au microscope pas de globules rouges dans les urines ni dans les selles.

Urine 260 grammes, urée 3^{gr},06.

3 septembre. — Le malade a moins de délire la nuit. La palpation hépatique est toujours mal supportée; les téguments sont très-colorés, la peau est sèche. La langue est noirâtre. Plus de vomissements, 2 ou 3 selles liquides. Rien au poumon ni au cœur.

T. m. 38, s., 39,8. Urines 500 grammes. Urée 4^{gr},07.

4 septembre. — Le malade semble sortir vers le soir de son état de somnolence. La langue est moins sèche. La céphalalgie qui avait persisté jusqu'à ce jour diminue.

T m. 39.

5 septembre. — Dans la nuit du 4 au 5 septembre, le malade est pris d'une diurèse abondante ; il a pissé environ 3 litres d'une urine jaune claire, à reflets verdâtres. La matité du foie est de 12 centim., il est insensible à la palpation. La langue est humide, le facies ouvert, les réponses claires, sensation de bien-être.

T. 36. Urines 3 litres. Urée 31,^{gr}6.

6 septembre. — Le malade a une éruption généralisée d'urticaire.

7 septembre. — Urines 3 litres 500. Urée 25 grammes.

8 septembre. — La convalescence s'établit rapidement, on donne une côtelette au malade. Le purpura disparaît en 4 ou 5 jours. Les selles sont moulées.

La polyurie persiste jusqu'au 28 septembre. La moyenne de l'urine excrétée est de 3 litres, elle contient 20 grammes d'urée.

Le 20 septembre. — A la suite d'une erreur de régime (indigestion d'escargots), le malade est pris de fièvre, 40°, et cette fièvre se reproduit pendant 8 jours avec le type tierce. Elle cède au sulfate de quinine.

Le malade sort guéri le 30 septembre.

Dans cette observation, nous ne pouvons évidemment nous rendre compte de l'état réel de la glande hépatique. Nous savons seulement que son volume a changé, que rétracté pendant les premiers jours, le foie a repris son volume normal le 5 septembre, et que le même jour les urines qui avaient été supprimées, puis peu abondantes, se sont élevées tout à coup à 3 litres par jour, que le 5 septembre également l'urée s'est élevée de 4 grammes à 31 grammes. L'observation suivante prouvera qu'il n'y a pas dans ces différents phénomènes une simple coïncidence ; nous la devons à l'obligeance de notre collègue de Saint-Antoine, M. Mesnet, et à celle de son interne, M. Herrouet ; les analyses ont été faites par M. Hirtz ; nous n'en donnons que le résumé :

Obs. — Ictère avec accidents graves au début. Guérison. Variations de la quantité d'urine et d'urée.

G... (Marie), 30 ans, sans profession, entra le 25 août 1875 dans le service de M. Mesnet. Une jaunisse il y a 3 ans, ayant duré 5 ou 6 jours. Cinq enfants.

17 août. — Inappétence, malaise, le 18 quelques vomissements, douleur épigastrique vive.

19 août (3e jour). — Ictère.

Le 20 et 21 faiblesse, crampes dans les membres.

22 août. — Métrorrhagie, selles grisâtres. *La malade n'urine pas.*

24 août. — Entrée à l'hôpital. Faiblesse extrême, ictère très-intense, inappétence, vomissement non sanglant. Le foie donne à peine 3 cent. de matité dans la ligne mamelonnaire. *Pas d'urine depuis 3 jours.* Pas d'urine dans la vessie.

Métrorrhagie abondante. Pas de délire. Pouls 80, peau fraîche.

25 août. — Dépression, somnolence, crampes dans les mollets, langue sèche. Par le cathétérisme, 2 verres d'urine ictérique. T. 36,5 P. 80.

26 août. — Délire, facies typhoïde, yeux excavés, soubresauts des tendons, langue fuligineuse, ictère foncé. Métrorrhagie, foie 3 cent.

Par le cathétérisme, urine 250 grammes, urée $2^{gr},50$. T. 36,5.

27 août. — Sommeil, prostration, plus de crampes, quelques taches purpuriques sous la clavicule.

La malade rend spontanément 450 grammes d'urine contenant $3^{gr},06$ d'urée. T 37,1.

28 août. — Même état, la métrorrhagie cesse. T. 37. L'urine a été jetée par mégarde.

29 août. — La malade se trouve mieux, la langue est moins sèche, la soif moins vive, la malade a uriné 3 litres 1/2. Urticaire généralisé. Pouls 85.

30 août. — Grande amélioration. L'ictère diminue d'intensité, urine 1,200 grammes. Urée $20^{gr},06$. Le foie mesure 12 centim.

L'amélioration persiste et la malade sort guérie vers le 6 septembre.

Nous trouvons dans cette observation la même concordance entre la quantité des urines, de l'urée et le volume du foie.

Nous rapprochons des deux observations précédentes celle d'une malade chez qui nous avons observé des phénomènes analogues.

Obs. — Femme de 40 ans, démente, sur laquelle on ne donne aucun renseignement. Accouchée il y a trois semaines environ, ictérique depuis une dizaine de jours.

Entrée le 17 mars, adynamie complète, mutisme absolu, ictère très-foncé, piqueté hémorrhagique et petites ecchymoses sur les jambes. Constipation. Rétention d'urine. L'urine est noire, fétide. Apyrexie.

DATES.	QUANTITÉ d'urine.	URÉE.	OBSERVATIONS.
Mars.	grammes.	grammes.	
18	500	7	Foie 0^m,05, ligne du mamelon. Urines très-ictériques.
19	800	11	
20	1000	16	Urines moins ictériques. Lavement purgatif.
21	500	7	L'ictère diminue.
22	500	6	
23	1000	14	Calomel 0^{gr},30. Foie 0^m,08.
24	700	12	
25	700	14	
26	1750	40	La malade demande à manger.
27	500	13	Elle prend une portion le 27, et à partir du 28
28	600	11	mange gloutonnement cinq à six portions par
29	1000	14	jour.
30	1200	15	
31	700	8	
Avril.			
1	1700	26	
2	1200	17	
3	1200	13	
4	1500	16	
5	1600	15	Envoyée à Sainte-Anne comme démente.

Bien que cette dernière observation ne nous donne pas des variations aussi nettes de l'urine et de l'urée, cependant elle mérite d'être rapprochée des précédentes. Chez ces trois malades, en effet, la quantité d'urine a été faible dès le début, les deux premiers ont même eu deux ou trois jours d'anurie absolue. L'état est resté grave, inquiétant, tant que les quantités de l'urine et de l'urée ont été très-petites : au contraire, l'état général s'est subitement amendé dès qu'a paru une crise urinaire, une polyurie qui a été accompagnée d'une excrétion d'urée abondante. Si nous comparons les jours de la crise, nous trouvons :

		Urines.	Urée.
1re observation.	La veille de la crise..	500^{gr}	4^{gr},07
	Le jour de la crise . ..	3,000	31 60

		Urines.	Urée.
2ᵉ observation	La veille de la crise ...	450^{gr}	3^{gr},06
	Le jour de la crise.....	3,500	?
	Le lendemain de la crise	1,200	20 06
3ᵉ observation	La veille de la crise...	700	14
	Le jour de la crise....	1,750	40

Nous devons à l'amitié de notre collègue, M. Bouchard, communication des notes inédites d'une clinique faite sur un malade atteint d'un ictère pseudo-grave. Voici le résumé de l'observation :

Homme âgé de 60 ans, Bavarois, robuste, tailleur d'habits; malade depuis 9 jours, il est entré à la Charité, salle Saint-Jean-de-Dieu, nº 18, le 20 janvier 1873. Il avait fait de grands excès de boisson autrefois; mais sobre depuis plusieurs années, il ne présente aucun signe d'alcoolisme. En 1842, il eut un ictère qui guérit rapidement sans symptômes graves ; depuis lors il a eu une excellente santé.

Le 13 janvier, céphalalgie intense, lassitude générale, perte d'appétit. Cet état persiste jusqu'au 18 janvier, pendant la nuit il a un frisson, des épistaxis et entre à l'hôpital le 20 janvier 1873. Sa fatigue était telle qu'il arriva en voiture et dut être porté dans la salle.

L'ictère ne parut que la veille de l'entrée, il augmenta le jour suivant, la peau était jaune presque rougeâtre, dans toute son étendue.

Le foie était peu considérable, son bord inférieur n'atteignait pas celui des fausses côtes. La palpation était douloureuse et ces douleurs s'irradiaient en haut et jusque dans l'hypochondre gauche.

L'abdomen n'était pas distendu, il y avait un peu de gargouillement dans la fosse iliaque droite et le malade déclara que depuis deux jours il était débarrassé d'une diarrhée qui avait duré cinq jours. Appétit nul, bouche amère, langue sèche, noire. Rien dans les poumons, ni au cœur. Urines franchement ictériques. P. 92. T. rectale 37,8. Erythème circiné sur l'abdomen et la partie supérieure des cuisses.

Ce tableau serait incomplet, si l'on n'ajoutait que le malade reste immobile, dans le décubitus dorsal, que son facies est inerte, sans expression, qu'il faut répéter plusieurs fois les questions pour se faire comprendre. Le malade avait en un mot l'aspect typhique.

Ces symptômes firent porter le diagnostic d'ictère grave. (Ventouses scarifiées, cinq sur la région du foie; potion avec acétate d'ammoniaque, 8 grammes; lavement avec sulfate de quinine.)

Les selles rendues étaient décolorées, les urines fortement ictériques donnaient la réaction caractéristique de la bilirubine. Voici leur analyse :

Quantité d'urine rendue en 24 heures.... . 2,540^{cc}
Densité...................... 1,015
Réaction légèrement alcaline.

Matières minérales.................. .... 29 ^{gr}, 26
Urée..................................... 43   18
Matières extractives..................... 81   50

« Cette analyse, dit M. Bouchard, était en désaccord avec ce que dit Frerichs pour l'ictère grave. Au lieu d'avoir disparu, l'urée avait augmenté ; en fait, cette analyse dénotait une dénutrition très-rapide, une désassimilation avec oxydation incomplète très-intense, et, j'appelle votre attention sur ce point, « sans élévation notable de la température. »

L'analyse du sang donna 8^{gr},5 de matières extractives par litre, chiffre peu élevé.

La nuit fut mauvaise, agitée par des rêves professionnels ; l'éruption disparut. Même état local et général.

23 janvier.—Le foie a diminué de volume. Ligne mammaire 6,5 cent. de matité, ligne axillaire 9,5. TR. m. 37,4, s. 37,8. Pouls m. 80, s. 88. Vers le soir il y eut une notable amélioration, le malade s'endormit tranquillement, mais fut réveillé au milieu de la nuit par un frisson.

24 janvier. — Fièvre. TR. m. 39,4, s. 39,4. Pouls, m. 92, s. 96. Amaigrissement notable.

25 janvier. — La fièvre cesse. TR. 37;6. P. 80.

26 janvier. — TR. m. 37,4, s. 37.2. Pouls m. 80 s. 76. L'état typhoïde persiste, la langue est sèche. L'atrophie du foie augmente, ligne mammaire 3 cent. 5, ligne axillaire 5.

Dans la nuit, hémorrhagie intestinale, la première qui ait paru.

27 janvier. — Grande amélioration, le malade se trouve mieux. TR. m. 37,4, s. 37,2. Pouls, m. et s. 80.

L'analyse des urines donne :

Quantité en 24 heures............. ...... 2,230^{cc}
Densité .... 1,015^{cc}
Urée en 24 heures.................... 24^{gr}5
Acide phosphorique 11 3
Chlore............................ .... 7 58

29 janvier. — Nuit bonne, épistaxis peu abondante mais persistante. L'état général s'améliore, la langue n'est plus sèche, plus d'aspect typhique. Foie encore douloureux, mais le volume n'a pas diminué. L'ictère s'efface.

30 janvier. — L'amélioration continue, les selles redeviennent jaunes. Le malade demande à manger.

Mais le 31 et pendant cinq jours, l'état redevient grave, typhique en apparence, la température oscille autour de 39,5. Les épistaxis se renouvellent, la faiblesse est extrême. L'ictère devient plus foncé, mais le volume du foie ne diminue pas.

A ce moment l'urée ne se chiffre plus que par 1^{gr},50 à 3^{gr},50 par jour mais les phosphates ne disparaissent pas, ils restent au-dessus de la normale de 5 à 7 grammes.

Enfin, le 6 février, les phosphates diminuent comme l'urée, et on trouve dans l'urine de la leucine et de la tyrosine.

A ce moment, les urines, jusque-là très-abondantes, diminuent et tombent au-dessous de la normale. Du 6 au 10 février, leur densité diminue également et tombe à 1088; pendant ce temps l'état général s'aggrave et la température tombe à 36, le 8 au soir.

Cet abaissement de la température avec diminution de l'élimination de l'urée fit penser à l'urémie.

Les jours suivants nouvel accident, érysipèle de la face, nouvelles hémorrhagies nasales et intestinales. État général grave, mais les urines redeviennent abondantes et la température oscille entre 36,8 et 38,2.

Le 12, les urines augmentent encore, 3990^{cc}, et les épistaxis cessent définivement; le 13, les hémorrhagies intestinales s'arrêtent également.

A partir de ce moment, un mois après le début des accidents, l'amélioration est graduelle, l'appétit revient lentement, à la teinte ictérique succède une extrême pâleur.

Le 19, alimentation. Le 26, eschares au sacrum, fièvre, délire.

3 mars. — Convalescence franche, mais les urines restent alcalines jusqu'au 19 mars, elles ne redeviennent acides que ce jour.

Pendant la deuxième période de la maladie, et pendant la première partie de la convalescence, la quantité d'urée éliminée a été presque nulle. Elle n'a jamais atteint 4 grammes par litre, et elle est souvent tombée à 0^{gr},25, ne dépassant pas 9 *grammes par jour*, et tombant quelque fois à 0^{gr},50. A partir du 14 mars l'urée augmente régulièrement et revient rapidement à la normale.

L'acide phosphorique a présenté de grandes variations, oscillant entre 8 grammes et 0^{gr},63 par jour. L'irrégularité a été encore plus grande pour les chlorures.

Le malade quitta l'hôpital complétement guéri.

Dans les commentaires qui suivent cette belle observation, M. Bouchard considère, comme une des causes qui peuvent expliquer la guérison, l'existence d'une polyurie presque constante; celle-ci a permis aux matières excrémentitielles d'être éliminées.

Résumant l'observation, nous voyons qu'avec un foie petit, réduit au tiers de son volume normal, le malade a rendu pendant les premiers temps de la maladie jusqu'à 43 grammes d'urée par jour (22 janvier, 11e jour de la maladie), que le 16^e

jour le malade n'en excrète plus que 24^{gr},5, que vers le 21e jour il survient après une apparence d'amélioration une aggravation très-notable : cette fois le malade ne rend plus que 1^{gr},50 à 3^{gr},50 d'urée par jour; cette diminution coïncide avec un abaissement dans la quantité d'urine rendue et un abaissement de la température. Jusqu'au 14 mars, 57e jour de la maladie, la quantité d'urée rendue ne dépasse jamais 9 grammes et tombe quelquefois à 0^{gr},50 par jour, puis à ce moment l'urée atteint de nouveau son chiffre normal.

Nous considérons cette observation comme la plus complète que nous possédions sur le sujet. L'ictère a paru la veille de l'entrée à l'hôpital, à ce moment la quantité d'urée est considérable, puis l'atrophie du foie se fait lentement sous les yeux d'un observateur attentif, et après des oscillations persiste, accompagnée de tous les symptômes de l'ictère grave. Comme dans les observations de Frerichs l'urée diminue et tombe à 0^{gr},50 par jour, cet abaissement extrême dure encore, alors que la convalescence commence, il ne s'agit donc pas à cet instant de rétention d'urée dans le sang, d'accidents urémiques. Il n'y a pas d'urée dans l'urine, parce que l'économie n'en fabrique pas, et quel est l'organe atteint dans l'économie ? Le foie.

Nous devons peut-être rapprocher de ces faits une observation résumée ainsi par M. Bouchardat (*Traité de la glycosurie*, note VIII, p. XL) : « J'ai observé une diminution considérable dans la proportion d'urée excrétée dans un cas de gastro-entero-hépatite, avec vives douleurs des reins et du ventre, chez une femme dans la force de l'âge. La quantité d'urine rendue dans les 24 heures n'a été que de 51 cent., la densité de 1,01 ; la somme des matières fixes de 10^{gr},2 au lieu de 35 grammes en moyenne et la quantité d'urée 5^{gr},8 au lieu de 19. » Il est difficile de savoir au juste quelle était la maladie de cette femme, et nous reproduisons la note de M. Bouchardat parce qu'elle fait date dans les recherches sur ce sujet.

M. le Dr Fouilhoux a publié dans sa thèse (*Essais sur les variations de l'urée*, 1874, p. 111) une observation qui présente avec les précédentes une grande analogie. Même absence de fièvre, congestion hépatique douloureuse, polyurie, augmentation de la quantité d'urée, crise urineuse survenant vers le 8ᵉ jour : tels sont les points de ressemblance. Il manque pour que les maladies soient identiques l'anurie et la diminution de la quantité d'urée dès le début, que nous avons signalées dans nos observations personnelles.

Voici le résumé de cette observation :

Congestion hépatique intense. (Hôpital Saint-Antoine, salle Saint-Lazare, service de M. Cadet-Gassicourt.)

X..., 27 ans, polisseur de glaces, soldat au Sénégal (1870-71), trois mois de dysenterie et de fièvre intermittente tierce. Alcoolisme avoué. Depuis le 1ᵉʳ novembre, inappétence, digestions difficiles, céphalalgie. Le 15 novembre, frisson, insomnie, assoupissement, courbature. Le 18, *ictère intense.*

Entré à l'hôpital le 19 novembre.

DATES.	JOURS de maladie.	TEMPÉRATURE.		VOLUME des urines.	URÉE.	OBSERVATIONS.
		Matin.	Soir.			
Nov.						Le 19, foie 13 cent., rate 9 cent.
20	5ᵉ	37,8	38,1	3600	40,90	Vésicatoire volant. Calomel 1 gr.
21	6ᵉ	37,6	38,0	3140	45,40	Sueurs. Calomel 0,15, scammonée 0,20.
22	7ᵉ	37,0	37,8	2375	47,30	L'ictère diminue.
23	8ᵉ	37,4	37,9	3650	54,75	Bicarbonate de soude, 2 gr.
24	9ᵉ	37,6	37,8	2420	29,76	
25	10ᵉ	37,4	»	2700	25,11	Amaigrissement.
26	11ᵉ	37,6	»	3100	27,09	Bicarbonate de soude, 3 gr.
27	12ᵉ	37,6	»	2600	22,36	Œuf, 1 portion de poulet, potage.
28	13ᵉ	37,4	»	2350	20,33	
29	14ᵉ	»	»	»	»	
30	15ᵉ	»	»	2250	24,75	Trois furoncles.
Déc.						
1	16ᵉ	37,6	»	1650	16,80	L'ictère pâlit.
2	17ᵉ	»	»	2400	25,00	
3	18ᵉ	»	»	2300	18,80	
4	19ᵉ	»	»	2550	18,55	
5	20ᵉ	»	»	»	»	
6	21ᵉ	»	»	»	»	
7	22ᵉ	»	»	1850	15,24	
8	23ᵉ	»	»	2400	18,00	Le malade se lève.

En résumé, dans nos observations personnelles et dans celle de M. Bouchard, il y a eu un moment caractérisé par un état général typhoïde accompagné d'anurie ou de diminution considérable de la quantité d'urine et de celle de l'urée. Si les malades avaient succombé à ce moment, nul doute qu'on ne les eût regardés comme atteints d'atrophie du foie; ce diagnostic eût été légitimé par les variations du volume de la glande hépatique, par l'état typhoïde comateux, par les hémorrhagies (obs. de Bouchard) et par l'absence de l'urée ou sa presque disparition. Ces malades ont guéri et il est impossible de ne pas reconnaître que la gravité de cette maladie hépatique a disparu le jour même où l'urée a reparu dans les urines. Nous en concluons que les variations de l'urée sont un des éléments qui peuvent servir le plus sûrement dans le diagnostic et le pronostic de ces ictères à forme typhoïde.

4) Ictère simple.

Si quelques auteurs avaient songé à établir une relation entre les lésions du foie et la quantité d'urée éliminée, c'est certainement à M. Bouchardat que revient l'honneur d'avoir établi que l'urée pouvait être augmentée dans quelques-uns des désordres fonctionnels que subit la glande hépatique. Les autres auteurs n'avaient signalé presque exclusivement que les cas dans lesquels l'urée était diminuée. Nous empruntons à M. Bouchardat les deux observations qui suivent, importantes par leur date, et par l'autorité qui s'attache aux analyses faites par un chimiste aussi consciencieux :

« Je n'ai recueilli, dit M. Bouchardat (*Traité de la glycosurie*, 1875, note VIII, p. XXXVIII), que deux observations d'ictère non fébrile de cause morale, elles sont loin d'être complètes, mais je les regarde comme décisives. Il est très-probable que des cas analogues doivent se rencontrer assez fréquemment, mais comme le phénomène de la production exagérée de l'urée ne dure que peu de temps, il passe inaperçu.

« Je vais reproduire textuellement l'observation que j'ai consignée dans mon *Annuaire de thérapeutique* de 1846, p. 328 :

« M..., ouvrier bijoutier, âgé de 22 ans, entra à l'Hôtel-Dieu le 11 janvier 1844 ; service de M. Chomel. Ce jeune homme, bien constitué et d'une grande force, éprouva une joie subite et extraordinaire en revoyant sa mère, qu'il croyait morte. Son émotion fut si grande qu'il fut presque subitement affecté d'ictère. Effrayé de la coloration de sa peau et de ses yeux, il entra immédiatement à l'Hôtel-Dieu. Son pouls est régulier ; durant tout son séjour à l'hôpital, il n'a pas eu de fièvre ; il rendait des urines abondantes, chargées en couleur (vert brunâtre) et qui laissaient déposer un précipité considérable d'une couleur rougeâtre. Du 13 au 14 les urines furent recueillies exactement pendant 24 heures. Il en rendit 3 lit. 75 cent..... Les principes fixes pour un litre étaient de 58^{gr},90 ; pour les 24 heures elles étaient donc de 220^{gr},87. La quantité d'acide urique impur était par litre de 3^{gr},22 et la *proportion d'urée de* 38^{gr},42, *soit* 138^{gr},6 *d'urée pour les* 24 *heures ;* proportion énorme dont je n'ai jamais approché dans aucun autre cas. Cette urine contenait en outre de la matière colorante de la bile; mais je n'en ai pas déterminé la quantité.

« L'ictère diminua rapidement et la quantité d'urée décrut aussi vite. Du 14 au 15, la quantité d'urine rendue dans les 24 heures ne fut plus que de 2 lit. 40 cent.; sa densité était restée la même. Elle contenait 140 de principes fixes pour 24 heures, 89^{gr},18 d'urée par 24 heures et 2^{gr},47 d'acide urique par litre.

« Du 15 au 16 les progrès vers la guérison furent considérables; le malade rendit en 24 heures 2 lit. 60 d'urine qui contenaient 64^{gr},22 de principes fixes, 46^{gr},94 d'urée.

« L'ictère diminua rapidement, et le jeune homme sortit de l'hôpital sans avoir offert d'autres symptômes que la coloration ictérique de la peau. Ajoutons comme phénomène important, la quantité élevée d'urée, a coloration et la composition des urines.

« Je me garderai bien de tirer à présent des conclusions de ce fait : de nouvelles observations et des expériences sur les animaux sont nécessaires pour cela ; il existe certainement une relation, qu'on trouvera un jour, entre les fonctions du foie et la production de l'urée. Voilà un ictère subit, des plus simples, sans fièvre et qui a coïncidé avec une augmentation d'urine et un accroissement considérable dans la quantité d'urée rendue dans les 24 heures. C'est un fait qui, j'espère, ne sera pas perdu pour la science.

« Voici une seconde observation qui, quoique moins complète et moins concluante que la précédente, est cependant très-intéressante :

« M. D... est âgé de 55 ans. A la suite d'une violente contrariété, il fut pris subitement d'un ictère intense avec complète anorexie. Je ne le vis que deux jours après l'invasion de la maladie, il n'avait pas de fièvre, le nombre des pulsations étant de 56, bien au-dessous de son chiffre normal. Je fis recueillir aussitôt l'urine rendue pendant 24 heures. La quantité en fut de 3 lit. 40. La couleur de ces urines est foncée, elles laissent un précipité rougeâtre, abondant, qui, mis en digestion avec l'éther, le colore fortement en jaune. Cette urine évaporée laissa pour les 3 litres, 84^{gr},3 de matériaux fixes contenant 57^{gr},2 *d'urée* pour 24 heures. Cette proportion, sans être aussi considérable que dans l'observation précédente, n'en est pas moins très-élevée pour un homme à la diète ; il est probable que les jours précédents elle était encore plus considérable, car d'après ce qu'on m'a rapporté, la quantité d'urine rendue était plus élevée avec un dépôt plus abondant qui accusait une plus grande concentration. M. D... se rétablit de même que le malade précédent. »

Ces observations sont certainement les plus intéressantes que nous possédions sur ce sujet, bien que M. Bouchardat ait malheureusement négligé de noter les variations de volume du foie. Nous ajouterons que nous ne connaissons pas une seule autre observation dans laquelle l'analyse de l'urine ait pu être faite à un moment aussi rapproché du début de l'affection. Cela explique probablement les différences que nous aurons à signaler.

Voici le résumé de quelques cas d'ictère que nous avons observés.

Ictère spasmodique.

Un étudiant en médecine, M. Lit, se met violemment en colère un soir ; deux jours après il avait un ictère non fébrile, le pouls n'a jamais dépassé 72 et battait habituellement 56 à 60. Inappétence. Les urines des 2 premiers jours n'ont pas été recueillies. Celles du 3e, 4e, 5e et 6e l'ont été avec le plus grand soin par notre préparateur, M. Descoust, qui a noté les diverses circonstances et a fait les analyses.

Il est à remarquer que le soir les urines étaient moins ictériques que le matin, et que, pendant tout le temps, elles devenaient alcalines une heure ou deux après leur émission. Cette rapidité de la décomposition alcaline dans l'ictère a déjà attiré l'attention de quelques observateurs.

Voici le détail des analyses :

DÉSIGNATION.	RÉGIME.	QUANTITÉ des urines.	URÉE par litre.	QUANTITÉ de l'urée rendue.	VOLUME du foie
		cent. cubes	grammes.	grammes.	cent.
3e jour. — Séjour au lit. Bicarbonate de soude, 2 grammes. Lait.					
9 heures à midi.........	....	200	19	3,8	18
Midi à 4 heures	2 œufs.........	250	16	4,3	»
4 heures à 7 heures.....	....	250	12,9	3,3	»
7 heures à 11 heures....	....	250	11,6	2,9	»
11 heures à 1 heure matin	....	200	17,9	3,6	»
1 heure à 7 heures......	....	300	19,3	5,7	»
7 heures à 9 heures.....	....	200	12,4	2,4	»
Total en 24 heures...	....	1650		26	
4e jour. — Même régime. Bouillon et œufs.					
9 heures à midi.........	Bouillon et œufs.	250	20	5	17
Midi à 3 heures	....	200	16	3,2	»
3 heures à 6 heures.....	Potage et œufs..	250	17	4,2	»
6 heures à 9 heures.....	....	150	15	2,25	»
9 heures à minuit.......	....	200	14	2,8	»
Minuit à 5 heures ,......	....	200	18	3,6	»
5 heures à 9 heures.....	....	250	21	5,25	»
Total en 24 heures...	....	1500		26,30	
5e jour. — Même régime.					
9 heures à midi.........	Potage et œufs..	250	19	4,75	17
Midi à 6 heures	....	300	14	4,2	»
6 heures à minuit.......	....	400	20	8	»
Minuit à 5 heures	....	300	16	4,8	»
5 heures à 9 heures.. ..	....	250	15	4	»
Total en 24 heures...	....	1500		25,75	
6e jour. — Nourriture plus substantielle. Côtelettes et viande aux deux repas.					
En 24 heures............	....	1500	»	25	16
Le malade sort et reprend ses occupations.					

Ictère spasmodique. — OBS. prise par M. E. HIRTZ.

T..., 33 ans, bijoutier. Entre dans le service le 18 octobre 1875.

Le 14, violente colère, ictère dès le lendemain.

Le 18 (1e jour), foie 17 centimètres sur la ligne mammaire, douleur dans l'hypochondre. Pas d'embarras gastrique, pas de fièvre, le malade mange sa portion pendant toute la durée de son séjour à l'hôpital.

Le 19, 5e jour de la maladie, urines 2 lit. 200, urée 32gr,8.

Le 21   — 2   31gr,8.

Le foie ne mesure plus dès le 23 que 12 centimètres dans la ligne mammaire.

Le 24, urines 2 litres, urée 29^{gr},6.
Le 26,   — 1 lit. 500, urée 28^{gr},4.
Le malade sort guéri le 30 octobre.

Ictère simple catarrhal.

F..., 40 ans, boulanger, homme vigoureux, entre dans le service le 20 février 1875. Est devenu ictérique sous l'influence d'un refroidissement. Malade depuis 4 jours. Pas de fièvre, diarrhée, 3 ou 4 selles les trois premiers jours de son entrée.

Le 22 (6ᵉ jour de la maladie), urines 1,800 grammes, urée 32^{gr},7.
Le 24   — 1,600   — — 30^{gr},61.

Le malade reprend de l'appétit, la matité du foie dans la ligne mammaire tombe de 14 cent. à 11. Le malade mangeait les premiers jours une portion, 2 le 24, 4 le 26 février.

4 mars, urines 1,500 grammes, urée 26 grammes.
Le malade sort guéri le 6 mars.

Nous publions plus loin (affections chroniques du foie) un exemple analogue. Un ictère intercurrent survenu chez un homme atteint de kyste hydatique du foie suréleva momentanément la quantité éliminée (obs. de Hirne).

Si l'on rapproche ces faits, et surtout ceux que nous devons à M. Bouchardat, des cas d'ictères pseudo-graves que nous avons rapportés, on ne peut pas ne pas constater que, lorsque l'ictère s'accompagne dès le début d'une forte polyurie avec excrétion abondante d'urée, les accidents sont peu graves et le pronostic bénin ; si, au contraire, en même temps que l'ictère paraît, les quantités d'urine et d'urée excrétées sont faibles ou nulles, les accidents sont graves et le pronostic doit être réservé. Enfin, les accidents graves disparaissent le jour où se fait une abondante émission d'urine et d'urée.

Le fait de M. Bouchard impose cependant une réserve. Il est possible que même au début des ictères graves les urines soient abondantes, et le chiffre de l'urée élevé. Nous serions porté à l'admettre en nous appuyant également sur les expériences d'intoxication phosphorée que nous avons rapportées.

Excepté dans le fait de M. Bouchard, le volume du foie et la quantité d'urée excrétée ont toujours subi des variations concordantes.

5) *Hépatite suppurée.*

Nous avons démontré que dans l'ictère, quelle que soit sa nature, la quantité de l'urée sécrétée variait suivant des règles faciles à utiliser pour le diagnostic et surtout le pronostic de la maladie.

Lorsque le foie est congestionné, que l'ictère doive ensuite être bénin ou grave, la quantité d'urée augmente (Obs. de Bouchard, de Bouchardat, *Expériences sur l'intoxication phosphorée*); lorsque le processus morbide entraîne la destruction des cellules hépatiques, l'urée diminue et peut même disparaître (Frérichs); lorsque la maladie, comme dans l'ictère simple, doit se terminer par la guérison, l'urée revient à son taux normal; enfin, dans des cas d'ictère en apparence grave, la réapparition de l'urée en notable quantité dans les urines permet de porter un pronostic favorable. Nous allons montrer que dans les autres altérations du foie la sécrétion de l'urée obéit aux mêmes influences.

Nous empruntons au Dr E.-A. Parkes une note très-importante *sur l'hépatite suppurée*, publiée dans *the Lancet* [(avril 1871, p. 467). On some points connected with the elimination of nitrogen from the human body]. Il faut remarquer que la date des premières recherches remonte à 1846.

« J'ai examiné, dit-il, il·y a environ 30 ans, les urines de malades atteints d'hépatite simple et d'hépatite terminée par suppuration. Ces observations ont été faites dans les Indes. J'ai vu que, chez quelques-uns de ces malades, l'urée était très-abondante, chez d'autres il y en avait à peine, chez plusieurs enfin elle manquait complétement. Ces différences m'ont paru être sous la dépendance du degré de la suppuration. Lorsque celle-ci est très-abondante, la partie sécrétante du foie est presque détruite, et la quantité d'urée diminue considérablement. Cette diminution de l'urée est pour moi en rapport avec l'étendue de la destruction par l'abcès du tissu sécrétant. (*On the dysentery and hepatitis of India* by E.-A. Parkes, 1846, p. 180, 181, 252.)

« Lorsque, au contraire, le foie ne suppure pas, qu'il est tuméfié, congestionné, l'activité sécrétoire des cellules s'accroît, et en même temps l'urée et l'acide urique augmentent dans les urines.

« Malheureusement, il y a 30 ans, je n'avais pas fait de déterminations quantitatives précises, j'avais négligé d'évaluer la quantité des matières azotées absorbées, et comme mes remarques n'avaient été confirmées par personne, je m'étais mis à douter de mes propres observations.

« Mais récemment j'ai eu l'occasion d'observer de plus près cette question. Un de mes collègues, le Dr Maclean, soignait un malade atteint d'abcès hépatique ; il me pria d'examiner les urines. Un immense abcès occupait tout le lobe droit du foie. Le lobe gauche (3 mois 1/2 après mon analyse) contenait aussi plusieurs abcès, qui vraisemblablement ne s'étaient formés qu'après mon examen. Le foie fut ponctionné par la méthode aspiratrice, et nous retirâmes 600 oz. de pus. Une grande partie du foie était donc détruite. Après chaque opération, le malade se remettait à merveille, et son appétit augmentait. Pendant 6 jours (3 mois 1/2 avant la mort, au moment où une petite partie du foie conservait son intégrité fonctionnelle) l'urine fut recueillie et analysée. On pouvait évaluer la quantité d'azote ingérée à 192 grains par jour ; en 6 jours, le malade reçut certainement 1152 grains d'azote (nitrogen). Il en élimina par les urines 792 grains. Il restait donc 340 grains, presque 43 pour 100 qu'il fallait rechercher. Le malade n'avait pas de diarrhée ; j'estime donc qu'il éliminait par les garde-robes 25 grains d'azote par jour, soit 130 grains en 6 jours (puisqu'il était malade). Reste encore 210 grains qu'il faut retrouver.

« Le malade avait un peu de fièvre (100° Fahrenheit), ce qui aurait dû augmenter la sécrétion d'urée. Puisque pendant la santé la perte en azote égale grandement l'entrée, la rétention de 210 grains d'azote en 6 jours démontre, ou bien que les cellules du pus en voie de formation s'emparaient de l'azote, ou bien que la cessation de l'action propre des cellules hépatiques empêchait la formation de l'urée. Cette dernière hypothèse est la plus probable, car plus tard, après chaque ponction, les cellules hépatiques et les vaisseaux étant moins comprimés, l'urée augmentait considérablement, et cependant, après chaque ponction, il se faisait un développement plus rapide des cellules du pus.

« Les autres affections du foie nous apportent des preuves en faveur de cette opinion. Quand un cancer considérable détruit une grande partie du foie, la quantité d'urée éliminée est ordinairement plus petite. »

Parkes rappelle ensuite et confirme la disparition de l'urée dans l'atrophie jaune aiguë du foie, il analyse les expériences de Meissner et Cyon, et conclut ainsi :

« L'origine de l'urée dans le foie paraît ainsi prouvée par des faits pathologiques et physiologiques. »

Nous avons donné une analyse étendue de ce Mémoire, et bien que certains points de la théorie émise par Parkes soient encore singulièrement obscurs, les résultats cliniques auxquels il est arrivé ont, à notre point de vue, une importance capitale.

Nous avons eu l'occasion de vérifier, l'an dernier, une partie de ces observations chez une malade atteinte d'hépatite suppurée.

Obs. — Abcès du foie. (Résumé de l'observation publiée dans la thèse de M. Dubain. 1876, n° 110, p. 23.)

L..., 49 ans, marchande des quatre saisons, entrée le 3 février 1875 à l'hôpital Saint-Antoine, service de M. Brouardel.

Pas d'antécédents syphilitiques ou alcooliques, 5 enfants, ménopause il y a 3 ans.

Il y a 15 mois, point de côté à droite, œdème de la jambe droite. Entrée à l'hôpital temporaire pour une pleurésie. (Sort guérie après 2 mois de séjour.)

En décembre 1874, inappétence, alternatives de diarrhée et de constipation. Accès de fièvre tous les soirs; amaigrissement.

A son entrée, 3 février, prostration, décubitus dorsal, traits tirés, aspect de souffrance.

Augmentation de volume de l'abdomen, plexus veineux abdominal sous-cutané très-dilaté; pas d'hémorrhoïdes. Le foie forme une tumeur qui occupe l'hypochondre droit, la région épigastrique et l'hypochondre gauche. La matité dans la ligne mammaire droite donne 22 cent. Volume de la rate normal.

Œdème de la paroi abdominale, pas d'ascite. Rien au cœur, légère bronchite. Inappétence, pas de diarrhée. Les selles ont leur couleur normale. Dans les urines, quelques traces de matière colorante de la bile, pas de sucre ni d'albumine. Urine, quantité en 24 heures, 800 gr.

Urée, 8ᵍʳ,205. La température oscille de 38⁰ le matin à 39⁰,5 le soir. État cachectique.

M. Brouardel diagnostique un kyste suppuré du foie ou un abcès du foie.

Le 10 février, la malade prend une broncho-pneumonie, qui empêche de pratiquer la ponction de la tumeur.

La malade rendait alors 600 grammes d'urine par jour, contenant 9ᵍʳ,625 *d'urée.*

La malade meurt le 17.

Autopsie. — Broncho-pneumonie double. Cœur sain. Reins en dégénérescence graisseuse au début. Rate de volume normal, un peu diffluente. Pas d'ulcération ni de lésion dans les intestins.

Foie. Volume répondant aux limites inscrites pendant la vie. La face convexe touchant aux fausses côtes est formée par une lamelle mince de tissu hépatique; en l'ouvrant, il s'écoule près d'un litre de pus faiblement coloré par la bile. La poche ne contient pas de fausses membranes, ni de débris de kyste hydatique, ni de crochets. Pas de calcul, pas de péritonite, rien dans les vaisseaux.

Le reste du foie est atteint de dégénérescence graisseuse avec dissémination des globules graisseux à la périphérie du lobule hépatique. (L'examen microscopique a été fait par M. Cornil.)

Les malades de Parkes, ainsi que la nôtre, ont donc éliminé, pendant la suppuration du foie, une quantité d'urée très-faible, malgré la fièvre. Il semble, d'après la remarque que Parkes fait au début de son mémoire, qu'à certaines périodes, probablement pendant la première, la quantité d'urée sécrétée augmente. Si ce point se vérifie ultérieurement, il sera en parfaite concordance avec les analyses de Bouchard dans son observation d'ictère grave, et avec les nôtres dans l'intoxication par le phosphore.

6) *Lithiase biliaire.*

Nous n'avons pas eu l'occasion de suivre les variations de l'urée chez des malades atteints de la colique hépatique de forme vulgaire, celle qui, violente, dure quelques heures puis disparaît, laissant le malade avec toutes les apparences de la santé. Nous avons eu, au contraire, l'occasion d'étudier les variations de l'urée chez des malades atteints d'oblitération du canal cholédoque par calcul biliaire, chez eux la maladie a duré plusieurs mois; M. Regnard a publié une observation analogue, et nous pouvons rapprocher des nôtres un fait

d'oblitération du canal cholédoque par cancer du pancréas, dû
à M. Hayem, et communiqué par M. Dreyfus à la Soc. anat.,
19 mai 1876.

Nous signalerons d'abord les cas où il y a eu accès de coliques sans fièvre, puis ceux dans lesquels s'est montrée la
fièvre intermittente hépatique.

Les lésions qui accompagnent l'oblitération du canal cholédoque sont bien connues aujourd'hui, et nous ne pouvons
mieux faire que de renvoyer à la description qu'en donne
M. Charcot. (*Progrès médical*, 1876, p. 543 et suivantes.) En
ne relevant que ce qui a trait immédiatement à notre sujet,
nous dirons que l'enclavement d'un calcul dans le canal cholédoque est suivi de la dilatation de la partie postérieure de
ce conduit et de la vésicule ; puis la distension gagne les conduits intra-hépatiques. Une hyperplasie conjonctive, répandue
dans toute la glande, le long des conduits biliaires, d'abord
marquée dans les espaces, puis s'étendant aux fissures, de
manière à circonscrire parfois le lobule dans toute son étendue, paraît être la conséquence nécessaire de la ligature du
cholédoque. (Expériences de W. Legg et de M. Charcot.)
M. Charcot s'est assuré qu'il en était de même dans plusieurs
cas d'oblitération du cholédoque par des calculs. « Cette
forme de cirrhose, dit M. Charcot, a pour effet de rétrécir
progressivement le domaine du parenchyme hépatique...
L'infiltration pigmentaire des cellules hépatiques, les infarctus pigmentaires qui remplissent les capillaires biliaires
(O. Wyss), ou les dernières ramifications des conduits hépatiques, sont des altérations qu'il suffira de mentionner pour
compléter le tableau. »

Il y a donc atrophie du foie consécutive à l'enclavement des
calculs. Nos observations, celle de M. Regnard, prouvent
qu'à cette atrophie correspond une diminution considérable
de la quantité d'urée éliminée en 24 heures.

Dans notre première observation, l'urée est descendue jusqu'à 1^{gr},50, et se maintenait en général à 4 ou 5 grammes. Il
n'y a pas eu d'accès de fièvre.

Bien que l'autopsie ait été défendue, le diagnostic était rendu
évident par la décoloration absolue des matières fécales, la
dilatation de la vésicule biliaire, la persistance de l'ictère.

Obs. — *Lithiase biliaire*. — Crises nombreuses de coliques hépatique. Ictère. Mort. Pas d'autopsie. Obs. prise par M. Bastard, externe du service. Analyses par M. Descoust.

Vez... (Marie), 24 ans, repasseuse, entrée le 23 juin 1876, service de M. Brouardel, salle Sainte-Geneviève, n° 14.

Cette jeune femme n'a jamais fait une seule maladie grave. Réglée à 13 ans, les époques ont été irrégulières pendant 2 ou 3 ans; depuis lors la menstruation n'a jamais été troublée. La malade est mariée depuis 4 mois.

L'an dernier, en juin, cette femme a eu de violentes douleurs abdominales suivies d'ictère. Celui-ci aurait été assez fort, mais n'aurait duré qu'une huitaine de jours.

Cet hiver, la malade a eu de nouveau des coliques assez fortes, se répétant à de courts intervalles, tous les jours ou les deux jours. Mais elles n'ont pas été suivies d'ictère. Puis les douleurs ont cessé et n'ont reparu que dans le milieu du mois d'avril. Celles-ci ont été beaucoup plus violentes que les précédentes ; en même temps a paru un ictère qui a été en augmentant graduellement. Depuis lors, les coliques reviennent fréquemment, la malade vomit tout ce qu'elle a pris avant chaque colique. Grand amaigrissement. Un mois après l'apparition de l'ictère, la malade s'est aperçue que ses matières fécales étaient décolorées, blanches, grisâtres. Les dernières règles n'ont pas paru.

A son entrée à l'hôpital, la malade est dans l'état suivant : amaigrissement considérable, teinte ictérique très-foncée, la peau est jaune verdâtre, ainsi que les sclérotiques. Abattement, douleurs sourdes dans le ventre. L'hypochondre droit est très-douloureux à la pression; cette sensibilité, au dire de la malade, n'existerait que depuis 4 ou 5 jours. Pas de colique depuis 2 jours.

24 juin, numération des globules :

$$\left. \begin{array}{l} \text{Globules rouges.............} \quad 3,140,800 \\ \text{Globules blancs.............} \quad 4,711 \end{array} \right\} \text{1 pour 650}$$

Foie, 0,14 centimètres dans la ligne du mamelon.

25. — Pas de coliques, mais la malade vomit tout ce qu'elle prend. Pas de garde-robe depuis quelques jours. Lavement purgatif.

27. — La malade a eu une colique très-forte dans la nuit, qui a duré jusqu'au matin. La malade est très-abattue le matin. Constipation. Lavement purgatif. Foie 0,14.

$$\left. \begin{array}{l} \text{Numération : Globules rouges......} \quad 3,844,339 \\ \text{Globules blancs.......} \quad 6,674 \end{array} \right\} \text{1 pour 570}$$

28. — Colique très-forte dans la nuit, beaucoup d'agitation. La constipation persiste. Foie 0,15.

29 juin. — On a fait hier soir une injection sous-cutanée de morphine qui a calmé la malade. Nuit bonne.

Dans l'après-midi, colique calmée par une nouvelle injection.

30. — Colique très-forte au moment de la visite. Les garde-robes sont absolument décolorées. Les urines contiennent, pendant tout le séjour de la malade, une quantité considérable de matière colorante de la bile. Elles n'ont pas été un seul jour albumineuses.

1er juillet. — Nuit calme. Colique au moment de la visite. Nouvelle injection sous-cutanée, que l'on répète les jours suivants à chaque colique nouvelle.

2. — Nuit agitée. Colique très-forte au moment de la visite; la malade vomit tout ce qu'elle prend. Foie 12 cent. 1/2.

3. — La malade est très-agitée, elle n'a pas de coliques, mais elle a des douleurs, des *angoisses* dans les membres.

4. — La paroi abdominale très-mince permet de sentir très-facilement la vésicule biliaire distendue, dure, débordant les fausses côtes.

5. — La malade ne mange pas, elle vomit tout ce qu'elle prend, même le lait. Forte colique dans la nuit; ce matin, nouvelle colique.

6. — Toute la journée a été très-agitée. La constipation persiste.

7. — La malade vomit toujours; elle n'a pas eu de colique hier, mais elle est très-agitée et se plaint toujours de « ses nerfs. »

8. — Abattement ce matin, agitation la nuit.

9. — Nuit bonne, sommeil; ce matin la malade est calme, mais vomit toujours ce qu'elle prend.

10. — Abattement, pas de colique, un seul vomissement hier; la malade prend un peu de lait et de la bière. Amaigrissement extrême. Le pouls n'est pas aussi ralenti que dans d'autres formes d'ictère; il oscille entre 80 et 110.

12. — Colique très-forte qui a duré toute la nuit et persiste encore ce matin. Pas de vomissement.

13. — Nouvelle colique cette nuit. Agitation extrême; la malade s'est levée cette nuit et a eu un peu de délire.

14. — Colique toute la nuit. La malade a un peu mangé hier soir.

15. — Nuit calme, colique dans la matinée.

17. — Insomnie, colique ce matin. La malade a un petit abcès tubéreux dans l'aisselle. L'incision en fait sortir un pus épais, verdâtre, coloré par la matière colorante de la bile.

18. — Nuit calme, pas de colique.

20. — Légère colique dans la nuit.

21. — Coliques un peu plus fortes. Les matières fécales sont toujours décolorées.

22. — Colique très-forte cette nuit. La malade a eu du délire.

23. — La malade ne vomit plus depuis 2 ou 3 jours. Pas de colique. Depuis plusieurs jours la grosseur que formait la vésicule biliaire a presque disparu.

24. — Nouveaux vomissements.

29. — Pas de coliques depuis le 24. Même état, agitation surtout la nuit. La vésicule est à peine sensible. Foie, 0,10.

1er août. — Pas de colique, mais douleurs vives dans le ventre.

3. — Colique très-forte cette nuit, abattement, amaigrissement excessif. Œdème des membres inférieurs. Pouls 112, respiration 30.

4. — Numération, globules rouges... 3.266.432 }
                globules blancs ... 9.030 } 1 pour 350

5. — La tumeur formée par la vésicule biliaire a reparu. Elle est très-manifeste. Foie à 10 cent.

6. — Vomissement hier, nuit assez calme. La malade est allée à la garde-robe sans lavement. Matières toujours décolorées.

8. — La malade perd ses urines. Suffusions sanguines sur la face dorsale de l'avant-bras gauche.

9. — Même état. Les suffusions sanguines sont généralisées aux deux bras. On se décide à tenter d'arriver à la vésicule biliaire par des applications de pâte de Vienne.

10. — Même état, diarrhée.

11. — La malade meurt à 6 heures du soir.

L'autopsie a été défendue par la famille.

DATES.	TEMPÉRATURE.		QUANTITÉ des urines.	QUANTITÉ de l'urée.	OBSERVATIONS.
	Matin.	Soir.			
Juin					
24	37,6	37,6	500	16,0	
25	37,4	37,4	400	14,0	Vomissements. Lavement purgatif. Foie 14 cent.
26	37,2	36,6	500	13,2	
27	37.0	37,4	320	6,0	*Colique intense.* Foie 14 cent.
28	»	37,6	320	5.5	*Colique très-forte.* Foie 15° cent.
29	37,8	37,7	400	8,0	*Colique.*
30	37,6	37,4	300	6,0	*Colique intense.*
Juillet.					
1	37,9	38,0	400	8,0	*Colique.*
2	37,6	37,6	300	5,2	*Colique.* Vomissements. Foie 12 cent.
3	38,0	38,2	300	6,0	
4	38,0	38,2	80	1,5	Foie 13 cent.
5	37,8	38,0	280	8,0	*Colique intense.*
6	37,8	38,2	320	8,5	*Colique.*
7	38,0	37,8	180	3,2	Vomissements répétés.
8	37,8	37,4	300	6,0	
9	37,4	36,8	200	3,0	Vomissements.
10	37,2	37,4	300	3,8	
11	37,0	37,4	300	4,2	
12	37,0	37,4	300	3,8	*Colique très-forte.*
13	37,4	38,0	100	1,2	*Colique.*
14	37,8	37,2	200	3,8	*Colique.*
15	»	38,2	100	1,9	*Colique.*
16	37,4	38,2	180	4,6	
17	37,0	38,0	250	4,4	*Colique.* Petit abcès tubéreux de l'aisselle.
18	37,5	38,2	400	7,9	
19	38,0	»	250	4,9	
20	37,2	37,4	480	9,8	*Légère colique.*
21	37,2	37,6	300	5,0	*Légère colique.*
22	37,4	»	220	4,8	*Colique forte.*
23	38,2	38,0	500	9,0	
24	38,0	»	»	►	
25	»	»	300	7,9	
26	37,5	38,2	600	8,2	
27	37,3	36,4	120	3,8	
28	37,7	38,0	100	4,2	
29	37,6	37,3	200	5,8	
30	37,6	36,4	200	4,0	Foie 10 cent.
31	37,4	37,4	320	5,0	
Août.					
1	37,4	37,4	180	4,2	
2	37,6	»	300	4,4	*Colique violente.*
3	37,4	38,0	500	7,9	
4	37,1	»	280	4,2	
5	37,0	37,6	200	3,0	Foie 10 cent.
6	37,2	37,8	200	4,0	
7	37,7	37,4	»	»	La malade perd ses urines.
8	37,8	37,8	»	»	
9	37,2	»	»	»	
10	»	»	»	»	
11	»	»	»	»	

M. Dreyfus a communiqué à la Société anatomique (16 mai 1876) un cas d'oblitération du canal cholédoque que l'on peut rapprocher du précédent. Ce fait observé dans le service de M. Hayem diffère du nôtre parce que l'oblitération au lieu d'être due à un calcul était causée par de petites masses cancéreuses qui occupaient l'ampoule de Vater. L'oblitération n'a pas été complète ou du moins définitive, car la vésicule communiquait, dans les derniers temps de la vie, par une ulcération avec le côlon transverse. C'est peut-être à cette circonstance que doit être rapportée la diminution de l'ictère qui pâlit dans les derniers 15 jours. Cependant l'oblitération a persisté assez longtemps pour que l'on ait trouvé une dilatation notable des petits conduits hépatiques.

Le malade de M. Hayem rendait au début 20 gr. d'urée en 24 heures ; le 7 mai, 8 jours avant la mort, il en rendait 17 gr. 4 et le 13 mai 13 gr. 7. Il y a donc eu diminution dans la quantité d'urée, mais moins grande que dans notre observation, ce qui peut s'expliquer par la communication accidentelle de la vésicule et du côlon transverse. On conçoit, en effet, que cette perforation ait eu pour conséquence d'arrêter le développement des lésions intra-hépatiques qui résultent de l'oblitération du canal cholédoque.

Fièvre intermittente hépatique.

Nous pouvons étudier les variations de l'urée d'après deux cas de fièvre intermittente hépatique. L'un a été recueilli par M. Regnard dans le service de M. Dumont-Pallier, et a été publié dans les comptes rendus de la Société de biologie (1873, 5ᵉ série, t. V, p. 336), l'autre a été recueilli par nous. Nous donnerons l'analyse détaillée de ces deux faits.

Dans la leçon insérée dans le *Progrès médical* (1876, p. 429) M. Charcot, après avoir rappelé en quelques mots l'origine de cette dénomination[1], résume ainsi les lésions et les symptômes de la fièvre intermittente hépatique :

1° Dans la plupart des cas, il y a oblitération des voies biliaires, soit par un calcul, soit par toute autre cause (cancer de la tête du pancréas, etc.) et par suite rétention de la bile. Les canaux hépatiques sont dilatés et en même temps pré-

---

[1] *Voyez* pour l'historique et les détails la thèse de M. Magnin. Paris, 1869.

sentent des signes d'irritation inflammatoire prononcée (angiocholite). Le parenchyme hépatique est, d'une façon concomitante, plus ou moins profondément altéré.

2° Les accès fébriles ne se reproduisent pas avec la régularité presque mathématique qui s'observe dans la fièvre intermittente vulgaire; comme dans la fièvre intermittente simple les accès sont séparés par des intervalles apyrétiques ; ils sont en plus marqués par une élévation brusque et très-prononcée de la température centrale (40-41°) avec algidité extérieure et accompagnement fréquent de divers symptômes qui rappellent les accès pernicieux.

3° Nous venons de voir les analogies, voyons les différences : la fièvre intermittente simple est, de toutes les maladies, celle où la concordance des courbes de la température avec celles de l'excrétion d'urée est le plus facile à mettre en relief, en raison de la succession régulière des périodes fébriles et des périodes apyrétiques.

Pendant toute la durée du paroxysme fébrile, l'urée est considérablement augmentée, relativement à la période apyrétique. Il en est de même dans la fièvre intermittente des tuberculeux, d'après Jochmann, Traube et quelques autres. Nous ignorons, ainsi que M. Charcot, s'il en est de même dans la fièvre intermittente due aux affections des voies urinaires (fièvre intermittente cysto-néphrétique).

Dans la lésion intermittente hépatique, nous ne trouvons plus la même concordance. Il semble que, lorsque la température s'élève, la quantité d'urée excrétée diminue.

Voici en effet le résumé des deux observations :

OBS. — *Lithiase biliaire.* Obstruction incomplète du canal cholédoque, accès de fièvre intermittente. Autopsie (obs. publiée par M. Regnard, Soc. biol., 1873, p. 337).

Audoque (Jean), 68 ans, cocher, entre le 7 avril 1873 à Saint-Antoine, dans le service de M. Dumont-Pallier.

Excès alcooliques antérieurs, artères athéromateuses, léger souffle à la base du cœur, emphysème pulmonaire.

Troubles digestifs mal caractérisés. Après son entrée, le malade a des douleurs vagues dans l'hypochondre droit, de l'ictère, des selles décolorées, des urines acajou, quelques vomissements bilieux, légère augmentation du volume du foie.

Cet état est suivi d'une amélioration et le malade allait quitter le vice quand survint un nouvel ictère, avec les mêmes phénomènes le premier, mais plus accentués.

A ce moment apparurent les accès intermittents. Ils survena plutôt le soir, le frisson commençait avec violence, après trois qu d'heure il se développait une grande chaleur suivie de sueurs fuses.

Les accès revenaient tous les quatre jours, puis tous les deux jo puis tous les jours, vers la fin ils s'espacèrent et le 7 septembre disparurent pour ne plus revenir.

Le 6 juin un nouvel accès d'ictère apparut.

« J'étudiais, dit M. Regnard, l'augmentation de l'urée dans la fi intermittente paludéenne. J'eus l'idée de rechercher cette augmenta dans la fièvre hépatique, quel ne fut pas mon étonnement en vo qu'il y avait diminution de la quantité d'urée excrétée ! »

Les résultats montrent que l'urée diminuait chaque fois que la t pérature augmentait. A ce moment aussi la tyrosine put être cons deux fois dans l'urine évaporée.

Voici le tableau pendant l'époque la plus intéressante de la ladie :

DATES.	TEMPÉRATURE du soir.	URÉE.	OBSERVATIONS.
Août.			
1	37,4	14	
2	40,8	4	Accès de fièvre.
3	38,6	9	Accès de fièvre.
4	37,4	11	
5	36,8	14	
6	39,0	4	Accès de fièvre.
7	36,6	15	
8	37,6	12	
9	39,0	7	Accès de fièvre.
10	37,0	13	
11	36,8	15	
12	40,4	9	Accès de fièvre.
13	36,8	12	
14	40,5	7	Accès de fièvre.
15	37,5	16	
16	39,8	12	Accès de fièvre.
17	36,8	18	
18	40,6	7	Accès de fièvre.

Vers le 12 août l'ictère disparut, mais l'ascite augmenta jusq 7 septembre, jour du dernier accès. Le malade vécut encore un m on dut lui faire une ponction qui donna issue à 11 litres de sér citrine contenant 2 gr. d'urée par litre.

Le malade mourut le 19 octobre sans agonie, après quelques he de délire tranquille.

Autopsie. — Ascite (6 litres). Épanchement dans la plèvre droite.

Foie petit, bleuâtre, ardoisé, pas d'adhérences. Poids 1250 gr. A la coupe le tissu était dur, criait sous le scalpel, les veines sus hépatiques étaient gorgées de sang. Les canaux biliaires intra-hépatiques très-dilatés, dont quelques-uns avaient le volume d'une plume d'oie, laissaient couler un liquide jaune verdâtre, épais, rempli de petits calculs noirs et en certains points d'une véritable boue calculeuse.

Le canal hépatique et le canal cystique étaient libres. La vésicule biliaire était remplie d'une bile jaune safran épaisse. Au fond se trouvait une boue calculeuse d'un noir foncé, contenant une grande quantité de calculs.

Le canal cholédoque était très-dilaté, son diamètre était de 1 cent. et demi. Tout près de l'ampoule de Vater on trouvait un gros calcul noir de la grosseur d'une noisette.

L'obstruction n'était pourtant pas complète, car on voyait dans le duodénum et dans l'estomac la même bile jaune que contenait la vésicule.

Rien d'important dans les autres organes.

Obs. — *Coliques hépatiques*, ictère intense, frissons multiples, congestion du foie, œdème, ascite. Guérison.

Dab...(Adolphine), 52 ans, blanchisseuse, entrée le 21 décembre 1875, salle Sainte-Geneviève n° 21, service du docteur Brouardel (obs. prise par M. Oulmont, interne du service).

Aucune maladie antérieure, pas d'alcoolisme, pas de fièvre intermittente. La malade n'est plus réglée depuis 4 ans.

Deux attaques de coliques hépatiques antérieures, la première fois, il y a 12 ans, la seconde, il y a 5 ans. Dans les deux cas les crises ont été rapides, peu intenses, non suivies d'ictère.

En avril 1875, la malade est atteinte de coliques hépatiques, durant 2 ou 3 heures et revenant tous les 15 jours. Dès le début il paraît un ictère intense qui depuis a toujours persisté. La malade conserve ses forces, son appétit et travaille jusqu'en septembre 1875.

A partir de septembre, les crises se rapprochent, elles se montrent tous les quatre ou six jours, après les crises il persiste de l'abattement et de la fatigue.

Le 21 décembre la malade entre dans le service. Elle est maigre et fatiguée, sa peau est d'un jaune foncé, l'urine est fortement ictérique, les matières fécales sont décolorées. Pas d'œdème ni d'ascite. Le foie est dur, son bord antérieur est tranchant, son volume est normal, 13 cent. dans la ligne mammaire. Crises hépatiques 2 ou 3 fois par semaine.

Rien dans les autres organes. La malade mange une portion les jours qui séparent les accès.

A partir du 28 février les crises disparaissent complétement, elles sont remplacées par un grand frisson avec claquement de dents quotidien, durant toute la matinée, suivi de sueurs profuses, pendant toute l'après-midi. Dans cette période l'amaigrissement est rapide et l'affaiblissement extrême.

Après le 13 mars les frissons disparaissent, les malléoles sont cachées par un œdème assez marqué, il se développe une ascite qui s'accroît très-rapidement, le 31 mars le liquide péritonéal remonte à deux travers de doigt au-dessus de l'ombilic. Plus de coliques, plus de fièvre, pas d'albumine dans l'urine, les matières fécales sont de nouveau colorées. Appétit.

Le 16 mars, sans cause connue, la température tombe de 38 à 33,8 le matin pour s'élever à 34,2 le soir. Le lendemain matin elle était revenue à 36,4. Ce collapsus s'est accompagné d'un abaissement dans la quantité d'urée. La veille on trouvait 8 grammes, le jour de la chute de la température on trouva 5,5, le lendemain 4 gr. Le chiffre de l'urée s'éleva en deux jours à 17 gr. pour retomber ensuite aux chiffres inférieurs de 11 gr.; 6,5; 6, etc.

Le foie qui mesurait 13 cent. dans la ligne mammaire au moment de l'entrée de la malade s'accrut progressivement et atteignit 20 cent. le 29 février, pour retomber à 17 cent. le 15 mars, 14 le 21 et 10 cent. le 13 avril.

La rate a toujours été un peu volumineuse et dépassait de 3 travers de doigt le rebord des fausses côtes.

DATES.	TEMPÉRATURE.		QUANTITÉ d'urine en 24 heures	QUANTITÉ d'urée en 24 heures	OBSERVATIONS.
	Matin.	Soir.			
Fév.					(Les températures ont été prises très-irrégulièrement; la malade était si souffrante pendant les crises douloureuses et les frissons, qu'elle repoussait énergiquement toute exploration.)
1	»	»	1150	10,0	
2	»	»	1700	10,50	
3	»	»	1200	4,75	
4	»	»	800	4,68	*Colique très-forte.*
5	»	»	500	8,35	
6	»	38,6	1250	8,4	*Colique très-forte.*
7	37,4	»	1600	11,50	
8	37,2	»	1100	12,50	
9	37,2	»	750	7,75	
10	37,5	»	1500	11,25	
11	»	»	1500	10,0	*Colique faible.*
12	»	»	1100	8,25	
13	»	39,2	1350	11,75	
14	37,7	»	1200	9,0	
15	»	»	1000	9,0	
16	»	»	1450	9,0	*Colique très-forte* suivie de *frisson violent.*
17	»	»	1000	5,50	
18	»	»	980	»	
19	»	»	2000	9,20	
20	»	»	2500	9,80	
21	»	»	650	7,75	
22	»	»	2100	11,0	
23	»	»	2000	7,80	*Colique très-forte. Violent frisson.*

DATES.	TEMPÉRATURE.		QUANTITÉ d'urine en 24 heures	QUANTITÉ d'urée en 24 heures	OBSERVATIONS.
	Matin.	Soir.			
24	»	»	1100	5,94	
25	»	»	1300	9,50	
26	»	»	1700	7,7	
27	»	»	2400	12,0	
28	»	»	2000	16,20	
29	»	»	1750	15,0	
Mars.					Plus de colique, mais frisson quotidien
1	38,2	»	1400	»	suivi de sueurs profuses. Foie 20 cent.
2	»	»	1500	14,0	
3	36,5	36,6	1300	10,0	
4	37,0	»	2250	17,50	
5	»	»	2320	19,20	
6	38,5	»	1100	4,10	
7	36,0	»	800	11,0	
8	»	»	900	13,0	
9	35,8	»	1000	5,5	
10	38,2	»	1500	9,2	
11	»	»	1500	7,0	
12	35,6	40,0	1180	10,8	
13	36,2	37,4	550	2,5	
14	38,4	36,8	600	3,2	Plus de frissons. Ascite depuis 4 ou
15	38,5	39,2	1200	8,0	5 jours, œdème des malléoles. Pas
16	33,8	34,2	400	5,5	d'albumine. Foie 17 cent
17	36,4	36,6	400	4,0	*Collapsus.*
18	38,2	35,8	1300	10,5	
19	36,2	37,2	2000	17,5	
20	35,8	36,3	2000	11,0	
21	35,8	36,0	1200	6,5	
22	36,4	37,1	900	6,0	Foie 14 cent
23	36,6	37,1	2100	6,5	
24	37,0	36,6	2300	8,0	
25	36,5	36,8	1750	4,2	
26	37,0	36,8	2000	5,1	
27	36,6	36,8	2000	7,0	
28	37,2	36,8	1800	7,5	
29	36,8	37,0	1750	8,2	
30	36,7	37,0	1800	6,1	
31	37,3	36,8	2000	5,2	
Avril.					
1	37,2	36,8	1750	3,8	
2	37,2	37,2	1750	5,5	Foie 10 cent.
3	37,0	37,8	2000	6,2	
4	36,8	36,8	2100	11,0	
5	37,2	37,8	2250	9,1	
6	37,4	37,2	1850	8,2	
7	37,2	37,4	2000	10,0	

A partir du 20 mars l'état général s'améliore, l'appétit revient, la malade dort.

Au commencement d'avril, l'ictère diminue, les sclérotiques sont presque blanches, l'ascite se résorbe, le volume du foie varie entre 10 et 14 cent.

La malade sort le 21 avril, l'ictère a disparu, il reste encore un peu d'ascite, le foie mesure 10 cent. L'appétit, la gaieté et les forces sont revenus.

Nous avons revu la malade à la consultation en mai et en juin, bien portante, ne présentant plus aucun accident.

Pendant la période où le foie a été congestionné, c'est-à-dire du 7 février au 15 mars, la moyenne de la quantité d'urée éliminée donne 9 gr. 25 d'urée par jour. Pendant la période de rétraction avec ascite et œdème la moyenne donne 7,50.

Mais ce qui serait plus important à déterminer c'est la cause des variations journalières, qui tantôt accusent 2 gr. 5 d'urée par jour et tantôt 19 gr. D'une façon générale on peut dire que les coliques violentes ont été précédées la veille, accompagnées le jour même et suivies le lendemain d'un notable abaissement de la quantité d'urée. Exemple :

Colique du 4 févr.	3 févr., urée 4.75 4 — — 4.68 5 — — 8.35	
Colique du 16 févr.	15 févr., urée 9 » 16 — — 9 » 17 — — 5.50	
Colique du 28 févr.	22 févr. urée 11 » 23 — — 7.80 24 — — 5.94	

Mais je ne voudrais rien conclure de cette observation, unique sur ce point spécial.

En mars des frissons quotidiens succèdent aux coliques qui ont disparu, la quantité d'urée éliminée s'élève de 9 à 10 gr. (chiffre du mois de février, période des coliques) à 13 ou 14 gr. Une fois même l'urée atteint 19 gr.; le lendemain, elle retombe à 4 gr. sans que nous en sachions la cause.

Enfin lorsque survient l'ascite à marche rapide, la quantité d'urée baisse et le 13 mars on trouve 2 gr. 5 d'urée, le 14, 3 gr. 2, puis les chiffres se relèvent mais ne dépassent que rarement 10 grammes.

Pour nous, cette observation devra attendre d'autres faits

pour que les variations de l'urée puissent recevoir leur véritable interprétation.

On peut cependant conclure de ces deux faits que pendant
les accès de fièvre hépatique la quantité d'urée éliminée
n'augmente pas comme dans la fièvre intermittente paludéenne. C'est là un signe qui peut servir au diagnostic.

Mais l'observation qui m'est personnelle est loin d'avoir la
netteté que présente celle de M. Regnard, il est possible
d'ailleurs que si la malade avait succombé on eût trouvé dans
des lésions anatomiques spéciales l'explication de cette discordance. On conçoit en effet que des lésions plus étendues
de la masse hépatique rendent avec plus d'exagération et plus
de netteté un phénomène dont les variations sont liées intimement à l'état d'intégrité ou d'altération des cellules hépatiques.

Aussi, en attendant de nouveaux faits nous acceptons provisoirement l'explication que M. Charcot propose « sous toutes
réserves bien entendu. Le foie, source et foyer principal de la
production d'urée dans les conditions normales, exagère momentanément sa fonction dans les conditions de la fièvre, mais
sans dévier du type normal, et ainsi se produit une augmentation du chiffre d'urée excrétée. Il en est ainsi toutes les fois
que le parenchyme du foie est anatomiquement sain. Mais
s'il présente au contraire des altérations plus ou moins profondes, alors la scène change. Sous l'influence de l'excitation
déterminée par l'action du poison pyrétogène, le processus de
désassimilation azotée s'exalte comme dans le cas de M. Regnard et en fait la température s'élève ; mais les produits de
cette désassimilation opérée par un organe altéré sont impar-
faits ; l'urée ne se produit qu'en quantité minime et à sa place
il se forme des substances moins élevées dans la série, à savoir
la leucine et la tyrosine, lesquelles passent en dernière analyse
dans les urines. »

7) *Cirrhose.*

Nous avons rappelé à l'occasion de l'historique que Rose,
Henry de Manchester, Prévost et Dumas (?) avaient noté la
diminution de l'excrétion de l'urée dans l'hépatite chronique.

W. Prout, puis Rayer avaient au contraire avancé que, dans ces mêmes conditions, la quantité d'urée augmentait ; mais leurs conclusions sont discutables, parce que ces auteurs ont négligé d'opérer sur la totalité des urines rendues en 24 heures et qu'ils ne se sont occupés que de la proportion d'urée pour 1000 grammes d'urine. D'autres indications analogues se trouvent éparses dans les recueils scientifiques, nous les transcrivons, mais sans attacher à des assertions aussi vagues une grande valeur.

Schérer, en faisant l'analyse de l'urine d'un homme atteint d'ictère dans le cours d'une affection chronique du foie, trouve pour 1000 grammes d'urine, résidu solide 42^{gr},5, dont 4^{gr},3 d'urée. (*Revue de chimie pathologique*. Canstatt, année 1843.)

Haller constate qu'une femme de 40 ans atteinte d'une affection hépatique, avec anasarque et ascite, rend pour 1000 grammes d'urine, 8^{gr},49 d'urée (Canstatt, 1844).

Heller (*Die organischen Normalbestandtheile der Harns in mediz., diagnostic, Archives*, 1855) signale la diminution d'urée dans les maladies chroniques du foie.

Andral avait cru trouver une augmentation de la quantité d'urée sécrétée et dans trois cas de cirrhose il avait noté 20 à 22 grammes d'urée pour 1000.

Becquerel et Rodier (*Chimie pathol.*, 1854, p. 298) avaient rangé en cinq séries les cas dans lesquels l'urée est diminuée et dans la première ils plaçaient : mouvement fébrile, phlegmasies, troubles fonctionnels généraux, maladies du foie.

Frerichs, dans les caractères qu'il assigne aux urines des malades atteints de cirrhose, ne parle pas de l'urée :

« *Troubles de la sécrétion urinaire.*— La quantité d'urine sécrétée diminue, celle-ci est rare, rouge ou brune et laisse souvent précipiter des sédiments d'une couleur rouge ou rouge bleuâtre ; rarement elle est pâle et ammoniacale. Lorsque l'ictère accompagne la cirrhose, l'urine est plus ou moins colorée par du pigment biliaire.

« Assez fréquemment, l'urine, par suite de la dégénérescence rénale accompagnant l'affection du foie, renferme de l'albumine ; j'en ai trouvé 8 fois sur 36 cas. La sécrétion urinaire peut pendant la cirrhose tomber extrêmement bas, surtout

quand après la ponction le liquide ascitique continue à
s'écouler librement. Dans un cas, 6 onces d'urine furent
évacuées en 24 heures. On s'attend naturellement à trouver
ici pour l'urine, en même temps qu'un changement quantitatif,
des altérations qualitatives ; pourtant jamais je n'ai pu réussir
à y découvrir quelque produit spécial. La leucine fut souvent
cherchée, mais toujours en vain. » (Frerichs, p. 317.)

Frerichs publie cependant l'observation suivante, dans laquelle on aurait trouvé une forte proportion d'urée :

Obs. XLV. — Abus des spiritueux, attaqué d'apoplexie ;
depuis six ans, douleurs et tuméfactions passagères du foie ;
ictère, dyspnée, selles sanglantes avec ténesme, somnolence
légère. *L'urine contient beaucoup d'urée et de créatine*,
traces d'acides biliaires. Autopsie. Induration cirrhotique du
foie, cellules hépatiques en partie détruites, état dysenté-
rique du gros et du petit intestin ; pneumonie; cysticerques
dans le cerveau et les muscles thoraciques.

Urine fortement ictérique, acide, d'un poids spécifique de
1020 à 1022. La quantité évacuée en 24 heures était, le 3 janvier, de 600 grammes, le 4, de 700, le 7, de 600. Il existait une
forte proportion d'urée, de créatine, de créatinine et d'acide
urique. (Frerichs, p. 347.)

Il faut remarquer que le cas de ce malade est fort complexe.
Il a une cirrhose avec ictère, des ulcérations intestinales, une
congestion passagère du foie, outre les lésions cérébrales.
Enfin, Frerichs n'indique pas le chiffre de l'urée éliminée, et
les urines sont peu abondantes.

Nos observations et celles que nous empruntons aux médecins qui se sont placés dans les mêmes conditions que nous,
montrent que toujours il y a eu diminution de la quantité
d'urée sécrétée.

Voici le résumé de ces observations :

Obs. — *Cirrhose atrophique.* (Obs. de M. Oulmont, analyses par M. Descoust.)

Calm... (Joseph), 62 ans, polisseur sur glaces, salle Saint-Augustin,
n° 25, service de M. Brouardel. Entré le 10 février 1875, mort le 13
mars.

Troubles digestifs en décembre 1875. Diarrhée au commencement de janvier, courbature, amaigrissement, avec augmentation de volume du ventre. De temps en temps un peu de sang dans les garde-robes, et quelques épistaxis.

Etat à l'entrée. Amaigrissement considérable, facies terreux, le malade est peu intelligent, il avoue des habitudes alcooliques. Pas d'ictère.

Foie petit, n'atteint pas le bord des fausses côtes, ascite peu abondante, pas d'œdème des membres inférieurs

Rien au cœur ni aux poumons. Inappétence. Une portion.

DATES.	URINES.	URÉE.	OBSERVATIONS.
Février.			
14	500	2,50	Pas d'albumine. S. N. bismuth, diascordium.
16	250	3,23	
17	250	2,70	
18	150	1,95	
19	180	»	5 selles. 2 portions, 6 pilules d'opium de 0gr02.
20	300	3,80	
21	275	2,75	La diarrhée est arrêtée.
24	390	6,06	
25	280	4,31	3 selles. 6 pilules d'opium de 0gr02.
26	300	4,66	3 selles.
27	400	6,75	3 selles.
Mars.			
1	500	5,16	Plus de diarrhée.
2	350	3,24	
3	250	2,61	4 selles. 6 pilules d'opium de 0gr02.
5	300	3,80	3 selles.
6	200	2,20	4 selles.
7	300	3,70	Pas de selle.
8	400	3,12	2 selles. 6 pilules d'opium de 0gr02.
10	200	4,12	3 selles.
11	250	1,88	
12	220	2,24	Pas de selle.

Le malade meurt le 13 mars, vers 7 heures du soir.

Autopsie.—Foie atteint de cirrhose atrophique, pesant 820 grammes, très-dur, lobulé, granulé.

Rate diffluente, un peu volumineuse, couverte de plaques blanches anciennes, très-épaisses.

Cœur, quelques athéromes sur les valvules sigmoïdes.

Poumons, quelques granulations tuberculeuses anciennes dans les sommets.

Obs. — *Cirrhose du foie. Sclérose des poumons.* Ascite considérable. Neuf ponctions.

Nath... (Charles), 35 ans, garçon de magasin. Entré le 8 mai 1875. (Service de M. Brouardel. Obs. par M. Hirtz.)

Pas d'antécédents morbides, pas d'alcoolisme bien net, cependant le malade prenait tous les matins un peu de vin blanc, et buvait de temps en temps de l'absinthe. Un chancre à 18 ans qui n'aurait pas été suivi d'accidents secondaires. Pas de traitement antisyphilitique.

Depuis deux ans, toux, amaigrissement, pas d'hémoptysie, essoufflement, depuis le mois de décembre, un peu d'œdème des malléoles, le malade rend des crachats verts, toux quinteuse. Le malade cesse de travailler en janvier. Le ventre s'est développé vers la fin de décembre.

A la fin de février, le ventre gonfle beaucoup plus rapidement et le malade entre à l'hôpital le 8 mai.

Grand amaigrissement. Induration pulmonaire des deux sommets, phénomènes cavitaires à gauche. (Nous n'insistons pas sur les raisons qui nous firent admettre une dilatation bronchique avec fausses membranes pleurales, plutôt qu'une phthisie pulmonaire. Ces détails trèslongs n'auraient ici qu'un intérêt secondaire.) Le malade n'a pas eu de fièvre pendant son séjour.

Ascite considérable, foie petit, rate normale, cœur, souffle au premier temps.

23 mai.—Première ponction, 6 litres et demi; puis tous les 15 jours, on est obligé d'en faire de nouvelles. Le malade meurt le 25 août, de syncope, une heure après la dernière ponction. La quantité de sérosité retirée augmentait après chaque ponction ; la dernière fois on retire 9 litres environ. La sérosité analysée deux fois ne contenait pas d'urée.

Analyse des urines. Pas d'albumine. Pas de sucre.

DATES.	URINES.	URÉE.	OBSERVATIONS.
9 mai......	600	6,32	Le malade mange une portion.
11 —	500	8,60	23 mai, 1re ponction.
10 juin.....	600	5,64	10 juin, 2e ponction.
25 —	1000	8,40	21 juin, 3e ponction. 2 juillet, 4e ponction.
6 juillet....	1000	7,40	Foie 5 cent. dans la ligne mammaire.
15 —	1000	9,44	17 juillet, 5e ponction. 21 juillet, 6e ponction.
1er août......	600	5,06	2 août, 7e ponction.
11 —	650	4,84	Inappétence absolue.
15 —	1000	7,40	16 août, 8e ponction.
25 —	650	6,05	28 août, 9e ponction. Mort.

Autopsie. — Les deux poumons sont coiffés d'une coque pleurale, épaisse, dure, adhérente ; ils sont le siége d'une pneumonie chronique interstitielle ; dilatations bronchiques, avec formation d'une cavité ampullaire au sommet gauche, remplie de matière caséeuse ; pas de tubercules.

Cœur. Valvule mitrale épaissie. Plaques de péricardite.

Foie. Capsule de Glisson, blanche, épaisse. Le foie est dur, résistant, et bien que peu granuleux on voit que les interstices des lobules sont nettement délimités. Il ne pèse pas tout à fait 700 grammes.

Rate de volume un peu exagéré, la capsule est couverte de plaques calcaires, le tissu splénique est dur.

Reins normaux.

Obs. — *Cirrhose du foie.* (Service de M. Brouardel. Note remise par E. Hirtz.)

Femme P..., âgée de 50 ans, repasseuse. Habitudes alcooliques. Entrée le 16 juillet 1876.

Dernière période de la cachexie avec ascite considérable.

La malade n'a pas uriné depuis 24 heures. Par la sonde nous recueillons 500 grammes d'urine très-colorée, très-sédimenteuse. La malade meurt le 17 juillet au matin.

Urine, 500 grammes, urée, 4 gr., 03. Pas d'albumine.

A l'autopsie on trouve le foie granuleux, cirrhotique, pesant un peu plus de 600 grammes.

Obs. — *Cirrhose atrophique du foie.* Service de M. Proust, salle Saint-Éloi, n° 30.

(Nous devons à l'obligeance de notre collègue d'avoir pu faire prendre ces deux notes par notre interne, M. Hirtz.)

X..., peintre en bâtiments, 60 ans, alcoolique. Entré le 10 août, mort le 30 octobre.

Ascite nécessitant plusieurs ponctions pendant le séjour du malade à l'hôpital. Inappétence, le malade ne mange pas tout à fait une portion.

Autopsie. — Cirrhose atrophique. Foie pesant 660 grammes. Péritonite chronique. Pas de lésions rénales.

Analyse des urines. Pas d'albumine.

27 août,	urines, 350 gr.	Urée, 8 gr. 10
29 —	— 300	— 5 13
25 septembre,	— 300	— 4 03
28 octobre,	— 250	— 3 40

Obs. — *Cirrhose atrophique du foie.* (Service de M. Proust.)

Gr..., 53 ans, tailleur, alcoolique. Entré à l'hôpital à une période déjà avancée de sa maladie.

Ascite énorme ayant nécessité plusieurs ponctions pendant le séjour du malade (de 6 à 7 litres chacune). Alimentation : une portion. Pas d'albumine.

31 octobre,	urines, 300 gr.	Urée, 8 gr. 04
2 novembre,	— 250	— 6 09
5 —	— 250	— 6 60
7 —	— 250	— 6 44
9 —	— 250	— 6 60
11 —	— 280	— 6 40

Le 9 novembre, le malade fut pris d'un érysipèle gangréneux de la face, et il succomba le 13.

A l'autopsie on trouve une cirrhose atrophique du foie et une endocardite récente.

M. Fouilhoux a publié dans sa thèse sous la dénomination de cirrhose (1874, p. 114) deux observations que lui a communiquées son collègue, M. Hirne.

La seconde intitulée cirrhose est peut-être un exemple de cirrhose hypertrophique, car nous trouvons que le foie avait 18 centimètres de matité dans la ligne mammaire, et qu'à l'autopsie le foie et la rate étaient volumineux.

La première est certainement un exemple de congestion spléno-hépatique, nous la donnerons en étudiant cette manifestation.

Voici le résumé de la seconde observation empruntée à M. Hirne par M. Fouilhoux (p. 115), nous la considérons comme un exemple de cirrhose hypertrophique.

Obs. — *Cirrhose du foie.*

Méchin (Elie), 44 ans, entré à l'hôpital Saint-Antoine le 18 juin 1873. (Service de M. Cadet de Gassicourt.) Depuis trois semaines il a perdu les forces et l'appétit, ventre volumineux depuis très-longtemps. Antécédents d'alcoolisme, urines fortement colorées en rouge brun, abondantes et sans matières colorantes de la bile. Sous l'influence du repos, des diurétiques et des toniques, l'état général et local s'améliorent et le malade quitte l'hôpital le 26 juillet.

Deux mois après, il y rentre. Abdomen plus volumineux, œdème aux jambes, un peu de fièvre, pouls accéléré, *le foie mesure 15 centimètres* (ligne du mamelon). Urines rares, d'un rouge jaunâtre très-foncé et chargées d'urates alcalins; pas de matières colorantes biliaires.

Vers le 5 octobre, l'état s'aggrave : gêne de la respiration, langue sèche, prostration. En quelques jours, amaigrissement extrême, teinte jaune bistrée de la peau.

Le 7, ponction abdominale, vomissements le lendemain. Les deux liquides ne contiennent pas d'urée. *Le foie est dur,* non mamelonné, *il déborde les fausses côtes de 10 centimètres.* Sa hauteur est de 18 centimètres.

Diarrhée, œdème des jambes, l'ascite se reproduit ; le 21, mort.

A l'autopsie, rate et foie très-volumineux. La coupe du foie dure, d'apparence fibreuse. Poumons congestionnés ; dilatation des cavités du cœur ; intégrité des autres organes.

Les urines n'ont été examinées que pendant le deuxième séjour du malade à l'hôpital. Pendant le dernier mois, leur volume n'a pas dépassé 500 grammes. Elles ne contenaient pas de produits biliaires.

L'urée n'a jamais dépassé 10 à 12 *grammes, elle est souvent descendue à 5 ou 6 grammes.* (Procédé d'Esbach.)

A côté de cette observation de cirrhose probablement hypertrophique je placerai une note personnelle et un extrait de l'excellente thèse de M. Hanot sur la cirrhose hypertrophique du foie. (Paris, 1875, p. 55.)

Mon interne M. Hirtz a fait dans le service de mon ami et collègue de Saint-Antoine, M. Dumont-Pallier, trois fois l'analyse des urines d'un malade atteint de cirrhose hypertrophique.

Voici la note qui m'a été remise :

Obs. — *Cirrhose hypertrophique du foie.* Service de M. Dumont-Pallier. Salle Saint-Lazare, n° 11.

Fich.... (Adolphe), 48 ans. Entré le 15 juillet, mort le 2 août. Alcoolique. Face terreuse. Ascite. Cachexie. Aliments, à peine un degré.

Analyse des urines. Pas d'albumine.

23 juillet, urines,	500 gr.	Urée,	4 gr.	06	
24 —	—	600	—	3	09
28 —	—	450	—	3	01

A l'autopsie, cirrhose hypertrophique.

Nous lisons dans la thèse de M. Hanot (p. 55) à l'occasion d'un malade qu'il a observé dans le service de M. Bucquoy, et que son chef a suivi pendant sept ans, les quelques lignes suivantes. Ajoutons que l'observation suivie d'autopsie est un des exemples les mieux étudiés de la cirrhose hypertrophique (p. 134) :

« A plusieurs reprises, M. Bucquoy fit analyser par M. le Dr Byasson, pharmacien en chef du Midi, l'urine ictérique de J..., dans les périodes où l'état général était bon et l'appétit satisfaisant.

« La quantité moyenne d'urée contenue dans un litre d'urine était considérablement diminuée, puisqu'elle oscillait entre 4 et 9 grammes, la quantité d'acide urique restant normale. Et qu'on le remarque bien, cette diminution de l'urée ne pouvait s'expliquer par la diminution des aliments ingérés. D'ailleurs la diminution de l'urée dans l'urine a déjà été signalée par plusieurs auteurs dans les cas d'ictère chronique et en général dans les affections chroniques du foie.

« Je rappellerai, d'autre part, que dans les derniers temps

de la maladie, J... présenta des tophus au niveau des articulations des doigts et sur le bord libre des oreilles. En l'absence d'antécédents goutteux et vu la tardive apparition de ces accidents, on pourrait admettre qu'il s'est agi là d'une goutte consécutive à une lésion chronique du foie et sous l'influence d'un trouble de l'excrétion de l'urée. Chez une autre malade atteinte d'ictère chronique de cause indéterminée, sans lithiase biliaire supposable, nous avons fait, M. Bucquoy et moi, la même remarque. L'urée diminua dans l'urine, et cette femme finit par avoir de fréquents accès de goutte dans les gros orteils. On sait d'autre part que les saturnins, chez qui les troubles hépatiques ne sont pas rares, aboutissent aussi quelquefois à la diathèse urique.» (Garrod, Charcot, Bucquoy.)

Nous avons reproduit *in extenso* ce passage de la thèse de M. Hanot, parce que nous partageons entièrement son opinion sur les rapports qui réunissent les affections hépatiques et la formation de l'acide urique.

Nous n'insisterons pas aujourd'hui, car dans ce mémoire nous nous sommes astreint à ne parler que de l'excrétion de l'urée considérée au point de vue de sa valeur diagnostique dans les maladies du foie.

La présence de l'urée dans le sang, les variations de l'acide urique, des phosphates, l'apparition de la leucine et de la tyrosine seront étudiées ultérieurement.

Nous avons placé à la fin de ce chapitre une observation de cirrhose du foie, suivie avec un soin extrême par notre regretté maître Lorain. Cette observation a été publiée dans la thèse de M. Torteil (1873) et dans celle de M. Lozès (1875) : Contribution à l'étude de l'action physiologique et thérapeutique de la digitale. Elle montre l'influence de la digitale sur les quantités d'urine et d'urée excrétées. On voit également les variations du poids du malade sous l'influence de ces déperditions. Malheureusement le dénouement a été brusqué par une attaque de choléra, et peut-être doit-on attribuer à cette circonstance la différence qui existe entre les chiffres d'urée trouvés à l'analyse (procédé de M. Yvon) et ceux que nous avons publiés plus haut. (L'observation de M. Lozes doit être complétée par la comparaison de la même observation publiée par M. Torteil.)

Obs. — *Ascite par cirrhose.* (Lozes, p. 19.)

L... (Louis), 38 ans, garçon de restaurant. Entré à l'hôpital dans le service de M. Lorain, le 18 juillet 1873.

Blennorrhagies nombreuses, syphilis traitée par M. Ricord. Alcoolique (vins fins, café, cinq ou six verres d'absinthe par jour). L'ascite semble avoir débuté en juin. Du 17 juillet au 19 août, 3 ponctions, la première donne 8,500 grammes, la deuxième (le 3 août) 11,500 grammes, la troisième (le 19 août) 9,500 grammes. A partir du 20 août le malade est soumis à une observation rigoureuse.

		Poids du malade.	Urine.	Urée.
20	août	— 70.700	— 1.000	— —
26	—	— 75.400	— 750	— 7.38
27	—	— 76 »	— 900	— 9.87
28	—	— 76.150	— 900	— 8.55
29	—	— 76.400	— 800	— 8.90
30	—	— 76.800	— 650	— 8.12
31	—	— 77 »	— 900	— 14.29
1er sept.	—	— 77.300	— 1.100	— 9.90
2	—	— 77.900	— 1.300	— 14.30

Ponction. — Il sort 8.500 gr. de liquide contenant 20.25 d'urée pour 1,000 gr.

		Poids du malade.	Urine.	Urée.
3	—	— 68.900	— 1.400	— 12.95
4	—	— 69.500	— 1.000	— 15 »
5	—	— 70.400	— 375	— 5.065

Digitale en poudre 0 gr. 25.

		Poids du malade.	Urine.	Urée.
6	—	— 70 »	— 2.000	— 22.50
7	—	— 69 »	— 1.600	— 12 »
8	—	— 69.300	— 1.900	— 16.825
9	—	— 67.200	— 1.900	— 12 »
10	—	— 67.200	— 1.900	— 9.55
11	—	— 65.750	— 2.700	— 17.55
12	—	— 64.800	— 3.000	— 16.50
13	—	— 63.400	— 2.750	— 16.50
14	—	— 61.500	— 3.050	— 8.29
15	—	— 59.650	— 2.900	— 7.25

La fonction du foie, dit M. Lozes, se restreint de plus en plus; ce qui le prouve, c'est le défaut de nutrition du malade, ce sont les pertes considérables en poids chaque jour. Notre malade est autophage.

16	—	—	58.400	—	2.200	—	6.60
17	—	—	55.050	—	2.500	—	12.50
18	—	—	55.750	—	1.900	—	8.55
19	—	—	54.950	—	1.900	—	9.50

On cessé la poudre de digitale.

20	—	—	53.400	—	2.150	—	9.715
21	—	—	53.800	—	750	—	7.50
22	—	—	54.150	—	1.125	—	6.45
23	—	—	54.150	—	1.600	—	14.40
24	—	—	54.530	—	1.700	—	14.45
25	—	—	54.200	—	1.700	—	13.60
26	—	—	54.950	—	1.600	—	13.00
27	—	—	55.500	—	1.750	—	15.75
28	—	—	55.500	—	1.900	—	17.10
29	—	—	54.450	—	2.500	—	21.25
30	—	—	54.850	—	1.950	—	14.625
1ᵉʳ oct.	—	54.900	—	1.800	—	13.05
2	—	—	55 »	—	2.125	—	12.75
3	—	—	54.500	—	2.625	—	16.41
4	—	—	54.550	—	2.200	—	15.40
5	—	—	—	—	1.000	—	8.125

15 selles,

6	—	—	—	500	—	12.50

algidité.

7 oct. urines perdues par l'infirmier. Mort (choléra).

8 — urine extraite de la vessie 100 cc., renfermant 1ᵍ,25 d'urée.

Le sang contenait 18 gr. 125 d'urée pour 1,000, analyse à l'autopsie.

Autopsie. — Foie jaune uniformément, considérablement atrophié, très-adhérent de toutes parts; dégénérescence granulo-graisseuse dans toute son étendue.

Rate pulpeuse, granuleuse, de consistance normale.

Intestins et estomac injectés, petites plaques hémorrhagiques.

Reins ramollis et friables. Rien au cœur ni au cerveau.

M. Lorain, malade en ce moment, n'a pas assisté aux derniers événements ni à l'autopsie ; les lésions hépatiques ne semblent pas absolument identiques avec celles que l'on trouve habituellement notées dans la cirrhose, et sans l'attaque de choléra qui est survenue, peut-être le malade aurait-il dans les dernières phases de sa maladie présenté une plus grande similitude avec ceux dont les observations ont été placées plus haut.

En résumé dans nos observations, dans celle de M. Hanot, dont le diagnostic est incontestable, nous avons trouvé pour la cirrhose atrophique et hypertrophique une diminution considérable de l'urée. La première observation de M. Hirne, communiquée à M. Fouilhoux, n'est pas un exemple de cirrhose et nous la publierons plus loin avec les autres cas de congestion du foie, nous tenons à l'insérer pour ne pas être accusé de négliger les documents contraires à notre thèse. L'observation rapportée par les élèves de M. Lorain a été interrompue par une attaque de choléra, et l'absence du chef au moment de l'autopsie jette certainement quelque doute sur l'interprétation qu'elle doit recevoir.

Aussi nous croyons pouvoir conclure que dans la cirrhose atrophique et dans la cirrhose hypertrophique, arrivées à la période où les cellules du foie ne sont plus capables de fonctionner, l'urée diminue et tombe à 4 gr. et même 2 gr. M. Hanot a eu soin de faire remarquer que le malade de M. Bucquoy, bien que l'urée ait varié de 9 à 4 gr., avait conservé son appétit et mangeait. On ne peut donc rapporter à l'inanition cette diminution de l'excrétion de l'urée.

8) *Foie cardiaque.*

Les lésions que l'on trouve dans le foie des malades qui succombent à une affection chronique du cœur ont souvent été comparées à celles de la cirrhose. Bien que l'histologie et la pathogénie de ces deux lésions soient bien différentes, nous pouvons les rapprocher : dans les deux cas les fonctions dévolues aux cellules hépatiques se trouvent entravées : celles-ci sont détruites, du moins en partie, et la circulation hépatique est gênée. Dans le foie cardiaque ou noix de muscade on trouve la veine centrale du lobule très-dilatée, ainsi que les capillaires, les cellules hépatiques interposées sont aplaties et atrophiées, celles de la périphérie de l'îlot sont chargées de graisse. Quand les cellules sont presque toutes détruites, malgré la stase veineuse, le foie diminue de volume, il est en réalité le siége d'une sclérose débutant autour de la veine sus-hépatique.

Dans les deux processus, cirrhose atrophique, cirrhose cardiaque, les cellules sont donc hors d'état de fonctionner régulièrement. Le résultat est le même dans les deux cas au point de vue de la sécrétion de l'urée : diminution portée extrêmement loin.

M. G. Daremberg (*Bull. Soc. chim.*, t. XVII, p. 292), qui a étudié 31 cas de maladie du cœur avec gêne de la respiration, mais sans albuminurie, a obtenu comme cas extrêmes les nombres suivants :

Urée 18 grammes. Acide urique 2,5
—   2,47   —   8,42

pour les quantités d'urée et d'acide urique excrétés dans les 24 heures.

Ces résultats sont confirmés par les faits suivants :

Obs. — *Insuffisance et rétrécissement aortique.* — Insuffisance mitrale. Foie noix muscade, en dégénérescence graisseuse. (Note et analyses remises par M. Ed. Hirtz.)

Pis..., scieur de long (service de M. Brouardel), entré le 2 mai 1875, mort le 22 mai. Hypertrophie du cœur, souffle à la base aux deux temps, à la pointe au premier temps. Pouls irrégulier et fréquent. Pouls de Corrigan. Anasarque.

Apoplexie pulmonaire le 17 mai.

Asystolie, mort le 22 mai. Le malade prend à peine une portion d'aliments.

Analyse des urines, pas d'albumine.

Mai	8	Urines	800 grammes.	Urée	12,08
—	10	—	600	—	7,56
—	12	—	600	—	7,08
—	18	—	500	—	5,40

Autopsie. — Lésions des deux orifices du cœur gauche, athéromes. Dégénérescence graisseuse du muscle cardiaque. Foie de volume normal présentant une infiltration pigmentaire du centre du lobule hépatique (noix muscade) et une dégénérescence graisseuse générale et très-étendue.

J'emprunte à la thèse d'un élève de Lorain, M. Torteil (*De l'urine chez les hydropiques qui ne sont point atteints d'albuminurie*, Paris, 1873, page 24. Obs. et 33 analyses des urines), une observation dont voici le résumé :

Obs.— *Hypertrophie du cœur.*— Endocardite polypiforme siégeant sur la valvule mitrale.

A...(M.), 18 ans, prostituée, rhumatisme articulaire aigu antérieur, entre dans le service de Lorain en août 1872. Quelques douleurs rhumatismales. Endocardite. Cyanose. 18 août, hémoptysie, apoplexie pulmonaire. Un peu d'albumine dans l'urine. Anasarque. Syphilide papuleuse.

Août 28	Urines	900	Urée	6,97	Poudre de digitale, 0,15.
— 29	—	950	—	5,70	
— 30	—	1,100	—	10,45	
— 31	—	1,000	—	11,25	
Sept. 1	—	1,000	—	8,75	
— 2	—	1,000	—	8,75	
— 3	—	1,500	—	5,13	
— 4	—	700	—	6,47	La malade vomit la digitale.
— 5	—	200	—	2.70	
— 6	—	200	—	2,40	Teinture digitale, 2 gr.
— 7	—	200	—	3,60	
— 8	—	300	—	4,65	La malade ne supporte pas la digitale, qui est suppr.
— 9	—	200	—	4,80	
— 10	—	300	—	3,60	Asystolie, cyanose.
— 11	—	300	—	1,40	
— 12	Mort le matin.				

Le péritoine renfermait 5 litres de liquide citrin contenant 0^{gr},578 pour 1000 d'urée.

Le sang recueilli à l'autopsie contenait 0^{gr},60 d'urée pour 1000.

Autopsie. — Lésion cardiaque, hypertrophie du ventricule gauche. A l'orifice mitral on trouve, sur le bord libre de la valvule, des produits polypiformes très-petits. (Endocardite rhumatismale.)

Poumons congestionnés. Reins notablement atrophiés. Le foie, de volume normal, présente une légère teinte verdâtre.

Lorsque l'affection cardiaque s'améliore et que l'on peut considérer comme moins profondes les lésions consécutives au trouble de la circulation, on constate que la quantité d'urée éliminée en 24 heures est faible, mais qu'elle ne descend jamais au chiffre inférieur que nous trouvions dans les observations suivies de mort. On pourrait en déduire un signe pronostic d'une certaine valeur, si les exemples recueillis ultérieurement venaient confirmer ces premiers résultats.

Nous empruntons encore aux élèves de M. Lorain les observations suivantes. On y suivra en même temps l'influence de la digitale sur l'excrétion de l'urine et de l'urée.

Thèse de Lozes. (*Contribution à l'étude de l'action physiologique et pathologique de la digitale,* 1875, p. 42.)

Obs. — *Affection cardiaque.* — Insuffisance mitrale. Ascite. Hydrothorax. Anasarque. Guérison de ces accidents.

Th... (Julie), 71 ans. Service de M. Lorain à la Pitié. Anasarque e dyspnée depuis 2 mois.

Entrée à la Pitié le 15 avril 1875. Ascite légère, anasarque très-développé, œdème pulmonaire, hydrothorax prédominant à droite.

Souffle au premier temps à la pointe. Pouls petit, fréquent, irrégulier.

Bon appétit, continue à manger pendant tout son séjour à l'hôpital, boit 1 litre par jour, tant tisane que lait ou vin.

Pas d'albumine dans les urines.

Avril 17 Urines   800 gr. Urée 13,44
 —   18   —   900 —   — 15,80
 —   19   —   800 —   — 13,60 Poudre de digitale 0,15
 —   20   —   1,100 —   — 15,75
 —   21   —   2,800 —   — 16,20
 —   22   —   3,350 —   — 14
 —   23   —   4,800 —   — 13,75
 —   24   —   3,200 —   — 13,95
 —   25   —   2,800 —   — 14
 —   26   —   2,400 —   — 14,4
 —   27   —   1,500 —   — 14

La malade sort vers le 30, ne présentant plus aucun des accidents d'anasarque qui l'avaient conduite à l'hôpital.

Thèse de Torteil. (*De l'urine chez les hydropiques qui ne sont point atteints d'albuminurie,* 1873, p. 35.)

Obs. — Malade atteint d'une hydropisie symptomatique de l'insuffisance de la valvule mitrale et soumis au traitement par la digitale en poudre ($0^{gr},15$ à $0^{gr},25$.)

Septembre 20 Urines   650 Urée 9,41
   —   21   —   800   —   8,52
   —   22   —   1,700   — 19,23

Septembre	23	— 2,300	—	14,07
—	24	— 2,700	—	20,23
—	25	— 3,100	—	18,49
—	26	— 2,400	—	19,17
—	27	— 1,900	—	17,88
—	28	— 2,300	—	18,02
—	29	— 1,700	—	19,64
—	30	— 1,150	—	18,93
Octobre	1	— ?	—	?
—	2	— 1,600	—	19,06
—	3	— 1,100	—	18,24
—	9	— 1,200	—	19,28

Le malade sort de l'hôpital ; l'hydropisie a complétement disparu.

Nous avons pu suivre les variations de l'urée dans un cas où le développement de la lésion hépatique a été extrêmement aigu, car la maladie n'a pas duré plus de 3 semaines. Il s'agissait d'un jeune homme atteint de kystes fibrineux du cœur à contenu pyoïde. En quelques jours le volume du foie s'est élevé à 22 centimètres dans la ligne mammaire, pour tomber à 12 centimètres en 3 ou 4 jours. Nous reproduisons le résumé de cette observation, que nous a donnée notre interne M. Oulmont.

Obs. — Kystes fibrineux à contenu pyoïde du cœur. Cyanose, œdème aigu. Mort.

Dufort (Alfred), 19 ans, mouleur en cuivre, entré le 22 mars 1876, salle Saint-Augustin, n° 40, mort le 15 avril 1876. (Service de M. Brouardel.)

Garçon vigoureux, habite Paris depuis 9 ans et n'a eu comme maladie qu'une rougeole il y a 2 ans. Revacciné le 23 mars, le vaccin a bien repris.

Entré le 22 mars pour une légère courbature fébrile, le malade se promène dans la salle dès le deuxième jour de son entrée. Le 27 mars il descend dans la cour par un temps froid.

Le lendemain, 28 mars, il se plaint d'un violent point de côté sous le mamelon gauche, la respiration est suspirieuse, la figure pâle. Appétit nul, nausées continuelles, un peu de diarrhée, pas de fièvre.

Dans le poumon gauche, submatité et quelques râles sous-crépitants fins dans le tiers inférieur. Le poumon droit est libre, pas de toux ni de crachats.

Rien au cœur, pouls petit, précipité. Rate normale, foie descendu, mais non congestionné. 20 ventouses sèches.

29.—Même état, respiration légèrement soufflante à la base du poumon gauche. Potion digitale, 20 gouttes. Pouls insensible.

Le soir, la dyspnée a encore augmenté, cyanose et refroidissement de la face et des extrémités. Foie très-douloureux à la percussion, mesurant 15 centimètres sur la ligne mamelonnaire. Même état des poumons, rien au cœur.

30.— En découvrant le malade, on aperçoit une éruption abondante, couvrant le tronc et les membres ; elle est constituée par des taches d'un rouge lie de vin, tirant sur le bleu, irrégulières, de 2 à 3 millimètres de diamètre, très-rapprochées les unes des autres, disparaissant sous la pression. Le malade a transpiré abondamment toute la nuit; la dyspnée est la même; dans les poumons quelques râles ronflants mêlés à quelques râles humides. Toux rare, rauque, sans expectoration. Pas d'angine, pas de coryza, pas de conjonctivite. Un peu d'œdème des membres inférieurs. Foie très-douloureux, mesurant 16 centimètres. Potion de Todd, 4 grammes d'acétate d'ammoniaque.

Le soir, même état; quelques bouffées de râles crépitants à la base du poumon gauche.

31.— L'anxiété et la dyspnée sont à leur comble. Le malade, tourmenté par des nausées continuelles, s'agite dans son lit d'une façon désordonnée. Ses pupilles sont dilatées, ses extrémités cyanosées et froides. Rien ne peut expliquer un pareil état. Les poumons sont, à part quelques râles, tout à fait libres. Aucun bruit anomal au cœur, dont on ne peut compter les battements faibles et précipités. L'éruption est toujours très-visible. L'œdème des membres inférieurs augmente, il est très-dur. Un léger nuage d'albumine dans les urines. Même traitement.

1er avril.— Même soif d'air contrastant avec l'intégrité apparente des organes. Œdème et ascite, ventre extrêmement douloureux, surtout dans sa moitié droite. Potion cordiale. — 30 grammes sirop d'éther.

2.— Le malade a reposé une partie de la nuit; à partir de ce moment se manifeste une amélioration qui persiste le 3 et le 4. L'œdème diminue; le ventre, peu douloureux, permet de constater la diminution progressive du foie. Le 3, il mesure 16 centimètres sur la ligne mamelonnaire; le 4, il mesure 14 centimètres. Il existe un peu d'ascite; l'éruption, très-pâle le 3, a complétement disparu le 4 et se termine sans desquamation. Le pouls est mieux frappé, régulier, lent; quelques râles sous-crépitants fins avec submatité dans le quart inférieur du poumon gauche. Un verre d'eau de sedlitz.

5.— Nuit mauvaise, l'oppression reparaît le matin, et dès le soir même elle atteint toute l'intensité des jours précédents. Cyanose en partie revenue, pouls petit et précipité, quelques râles humides et sibilants dans les poumons. Matité mamelonnaire du foie, 22 centimètres.

6.— Œdème considérable, envahissant le scrotum et les parois abdominales; région du foie très-douloureuse. Gémissements et agitation continuels; le malade se fait lever 10 fois par jour et asseoir dans un fauteuil. Foie, 22 centimètres. Calomel 0gr,20 en 10 paquets.

— 80 —

7.— Même état. 3 selles. Foie, 22 centimètres.

8.— Dyspnée moindre, mais même cyanose et œdème généralisé. Depuis hier le malade n'a rendu que 100 grammes d'urine ; il est tourmenté par des envies fréquentes ; pas d'urine dans la vessie. Le malade, conscient jusque-là, est surexcité, cause constamment. Pas de selles. Foie 19 centimètres.

9.— Même état. Foie 12 centimètres. On supprime le calomel.

10 et les jours suivants jusqu'au 14, l'oppression persiste ; elle est extrême. Agitation et gémissements continuels. On lève le malade dans un fauteuil plus de 30 fois par jour ; il ne peut supporter aucune couverture. L'œdème a gagné les membres supérieurs, la cyanose est générale, le corps est froid. L'auscultation de la poitrine ne donne aucun signe nouveau. Le foie mesure toujours 12 centimètres.

15.— Le malade meurt dans la journée, dans une anxiété toujours croissante. L'agitation n'a pas permis de prendre la température dans les derniers jours.

Numération des globules sanguins :

Mars 28 Rouges 4700000 Blancs 4000 Rapport 1 blanc pour 1100 rouges
— 30 — 5050000 — 15600 — 1 — 350 —
— 31 — 4800000 — 14100 — 1 — 360 —
Avril 3 — 3500000 — 7500 — 1 — 450 —
— 8 — 5100000 — 13000 — 1 — 400 —
— 12 — 6200000 — 9000 — 1 — 680 —

DATES.	TEMPÉRATURE.		QUANTITÉ des urines.	URÉE.	PHOS-PHATES.	CHLORURES.	VOLUME DU FOIE. — Ligne mammaire.
	Matin.	Soir.					
Mars.							
29	36,6	37,8	»	»	»	»	Foie 15 cent.
30	36,3	37,3	»	»	»	»	Foie 16 cent.
31	37,0	36,8	»	»	»	»	
Avril.							
1	36,4	36,0	300	5,2	2,1	0,62	
2	36,2	36,4	100	3,2	0,9	0,45	
3	36,0	36.2	480	11,4	3,2	1,20	Foie 16 cent.
4	36,0	36,6	1800	34,1	10,8	2,50	Foie 14 cent.
5	36,2	37,2	1600	40,0	6,1	2,40	Foie 22 cent.
6	35,8	36,6	800	15,6	5,9	2,20	Foie 22 cent.
7	35,2	36.4	700	11,0	3,5	1,50	Foie 22 cent.
8	35,8	36,5	100	1,5	1,1	0,30	Foie 19 cent.
9	35,4	34,8	1050	18,2	7,9	1,50	Foie 12 cent.
10	Agitation telle qu'il est impossible de prendre la température.		Anurie.				
11			750	8,4	4,9	3,2	
12			1250	22,2	7,8	2,8	
13			450	6,5	2,9	0.80	
14			1000	19,2	8,0	4,0	
15			50	1,2	1,8	0,35	Mort.

Nous ferons plusieurs remarques sur ces tableaux. Le maximum de l'élimination de l'urée coïncide avec le début de la congestion énorme du foie qui atteint 22 centimètres dans la ligne mammaire, puis l'urée tombe à des chiffres faibles en présentant des oscillations très ·grandes.

L'élévation maximum du chiffre de l'urée, 34^{gr}, 40^{gr}, coïncide également avec l'abaissement très-grand du chiffre des globules rouges.

L'élévation si rapide du chiffre des globules blancs du 28 au 30 mars pouvait nous faire penser à une affection de nature purulente, mais nous avouons n'avoir porté aucun diagnostic précis ; nous avions seulement supposé un obstacle quelconque siégeant soit dans le cœur droit, soit dans la veine cave inférieure à son entrée dans le cœur.

Autopsie. (17 avril.) — A l'ouverture de l'abdomen, il s'écoule une grande quantité de liquide séreux.

Le *foie* déborde de 8 centimètres le rebord des fausses côtes. Il présente tous les caractères du foie noix de muscade. Ecchymoses nombreuses et punctiformes sur la face péritonéale de l'intestin.

La *veine cave inférieure* est gorgée de sang ; elle ne contient que quelques caillots rougeâtres, tout à fait récents, de même pour les veines émulgentes.

Rate normale. Sur son bord supérieur, petit infarctus pyramidal, blanc et dur.

Reins de volume et de couleur normaux, cependant la décortication de la capsule entraîne avec elle quelques fragments de la couche corticale. Pas d'infarctus.

Plèvres distendues par une quantité considérable de sérosité. Dans la plèvre droite, adhérences anciennes, nombreuses et résistantes.

Le *péricarde* mesure en place 22 centimètres. Il contient à peine quelques grammes de liquide.

Cœur très-hypertrophié, très-dur, surtout au niveau du ventricule gauche. Le ventricule droit, dont les parois mesurent 25 millimètres d'épaisseur, et le ventricule gauche, dont les parois ont 20 millimètres, présentent une surface interne d'aspect absolument sain. Les valvules sont intactes. Mais dans les loges que forment dans la moitié inférieure des ventricules les piliers du cœur, sont enfermés des caillots blanchâtres, à forme sphérique. Ils sont au nombre de 3 dans chaque ventricule, et leur volume varie de celui d'une noix à celui d'une noisette. Ils sont constitués par une enveloppe fibreuse à apparence stratifiée, renfermant une bouillie épaisse, blanchâtre, d'aspect purulent, au point que l'ouverture d'un de ces kystes, au moment de la section du cœur, fit penser un instant à une myocardite suppurée. Cette bouillie est constituée par de la fibrine granuleuse. Ces kystes sont très-adhérents à l'endocarde qui tapisse les loges musculaires ; on peut cependant les en détacher, car il y a là simple accolement, et l'endocarde ne présente à leur niveau ni rugosité, ni rougeur anormales. La fibre musculaire paraît également intacte.

L'oreillette droite est saine ; l'auricule, considérablement dilatée, présente une couche de caillots fibrineux résistants, intriqués dans les anfractuosités de la paroi, de façon qu'il est difficile de les en détacher. Néanmoins l'endocarde est sain à leur niveau.

L'oreillette gauche est saine, mais dilatée.

Le *poumon gauche* est absolument sain. Le *poumon droit* présente dans toute son étendue une congestion intense. De plus, il est farci de noyaux apoplectiques, au nombre d'une dizaine, faisant saillie pour la plupart à la surface du poumon, du volume d'une noix en général, rappelant tout à fait la truffe par leur couleur et leur consistance.

En résumé, dans l'affection cardiaque à évolution lente, l'urée diminue en même temps que surviennent les phénomènes de l'asystolie. Si par un traitement approprié, par l'usage de la digitale, on parvient à faire remonter le chiffre de l'urée éliminée, le pronostic de l'épisode momentané est favorable. Si l'urée n'atteint pas une quantité un peu notable, le pronostic est grave et à courte échéance. Dans ce cas, en effet, les lésions du foie sont étendues et profondes, et la glande ne peut plus prendre une part suffisante aux actes nutritifs.

Dans notre dernière observation, les phénomènes se sont succédé avec une rapidité suraiguë. La congestion du foie s'est accompagnée d'une augmentation de l'urée, mais cette congestion était sans renouvellement du sang, il s'agissait d'une simple stase, et bientôt le chiffre de l'urée est tombé, en même temps que se produisaient les lésions du foie dit cardiaque.

9) *Phthisie pulmonaire. — Suppurations osseuses. — Dégénérescence graisseuse du foie.*

Dans la phthisie pulmonaire à marche lente et dans les suppurations prolongées, surtout celles qui atteignent les os, le parenchyme hépatique subit, en général, une dégénérescence graisseuse très-avancée. Il est facile de faire le diagnostic à l'œil nu, le foie a une couleur uniformément grise ou jaunâtre, il a une consistance pâteuse, il graisse le papier, enfin il est augmenté de volume. Au microscope, on constate que les cellules, surtout celles qui siégent à la périphérie de l'ilot, sont distendues par quelques gouttes huileuses; les cellules deviennent sphériques, leur noyau est rejeté à la périphérie de l'élément. Ces cellules ainsi altérées ressemblent beaucoup, d'après Cornil, à une vésicule adipeuse du pannicule adipeux sous-cutané.

Lorsque le foie est ainsi frappé dans ses éléments, on conçoit aisément que ceux-ci n'accomplissent plus que bien imparfaitement leurs fonctions physiologiques. Et, en effet, que cette dégénérescence résulte de la phthisie pulmonaire ou d'une suppuration osseuse prolongée, la quantité d'urée éliminée baisse au point d'atteindre 2 et 3 grammes par 24 heures, bien que les malades aient de la fièvre et que quelques-uns absorbent encore de la viande, du vin et de l'alcool.

Je ne m'étendrai pas longtemps sur ce sujet. Je considère les résultats obtenus dans la phthisie par les analyses d'urines comme pouvant servir au pronostic de la survie du malade. Lorsque la quantité d'urée ne se relève pas par le traitement, alors même que les lésions pulmonaires sont peu avancées, la mort est proche. Ce point clinique mérite une étude spéciale; un de mes élèves, M. Vibert, l'a choisi pour sujet de sa thèse inaugurale. Je ne lui emprunterai qu'un seul exemple montrant qu'avec un foie gros, mais dégénéré, la quantité d'urée est considérablement abaissée.

M. Lannelongue, mon ami et mon collègue à l'hôpital Sainte-Eugénie, a bien voulu analyser les urines de quelques-uns des enfants confiés à ses soins. Dans une première série il a réuni 6 observations d'enfants ayant des lésions osseuses suppurées (coxalgie, mal de Pott, une autopsie); dans une seconde série se trouvent les malades atteints d'autres affections non suppurées. (Fractures, hydarthroses, etc.) La comparaison de ces deux séries prouve que, dans la première, en même temps que le foie subit la dégénérescence graisseuse, l'urée tombe à une moyenne de 5 grammes par jour, tandis que chez les malades de la seconde série l'urée donne une moyenne supérieure à 14 grammes.

Phthisie pulmonaire. — *Héry (Pauline), 38 ans. Entrée le 1er juillet 1876, salle Sainte-Geneviève, n° 16. (Résumé de l'observation prise par M. Vibert.)*

La malade tousse depuis 6 mois. Perte des forces, sueurs nocturnes, perte d'appétit, diarrhée, vomissements provoqués par la toux. Les règles n'ont pas paru depuis 3 mois. Une hémoptysie il y a 6 mois qui n'a pas reparu.

Amaigrissement, perte des forces ; la malade reste constamment couchée. Matité absolue des sommets des deux poumons en arrière, submatité en avant. Souffle caverneux et pectoriloquie dans les deux sommets, plus étendue à droite, quelques râles sous-crépitants disséminés dans les deux poumons. — Pouls petit, fréquent, pas de bruit anomal au cœur.

Le foie mesure 14 centimètres dans la ligne du mamelon.

Les jours suivants, la malade vomit tous ses aliments, elle a de la diarrhée. Les vomissements diminuent un peu par le régime lacté, et la diarrhée par des lavements laudanisés. Le 26 juillet, le foie mesure 13 centimètres. Le 31, la malade est prise d'un délire doux et tranquille. Elle meurt le 2 août au matin.

Les urines ont toujours été acides et ne contenaient pas d'albumine. Leur quantité a oscillé entre 500 et 1,500 grammes.

Autopsie. — Adhérences pleurales résistantes aux deux sommets. Cavernes du volume d'une petite pomme aux deux sommets. Granulations dans le reste du parenchyme. Larynx, cœur sans lésions.

Le foie est en pleine dégénérescence graisseuse, il est jaune, pâle exsangue. La vésicule est vide. Le foie pèse 1,880 grammes.

Épanchement d'un demi-litre de sérosité dans le péritoine. Pas de granulations.

Les reins sont petits, anémiés.

DATES.	TEMPÉRATURE.		URÉE.	OBSERVATIONS.
	Matin.	Soir.		
Juillet.				
1	38,4	38,2	»	Foie 14 cent.
2	38,6	38,8	»	t portion. Jul. Diacode.
3	38,4	39,2	»	
4	38,4	40,0	10,2	
5	38,4	38,8	5,6	Régime lacté.
6	38,2	38,2	6,8	Diarrhée. 8 selles.
7	38,4	38,6	7,0	Diarrhée. 8 selles.
8	39,2	39,4	7.9	5 selles.
9	38,8	39,2	8,2	
10	38,6	39,4	5,0	
11	»	»	4,9	
12	»	39,4	7,0	
13	38,8	39,2	7,0	
14	38,6	»	9,9	
15	39,6	39,0	8,2	
16	39,4	38,8	»	
17	39,0	38,8	7,4	
18	39.8	39,4	8,6	
19	»	»	12,4	
20	»	»	12,8	
21	»	»	11,2	
22	37,8	38,4	9,7	
23	38,2	38,4	11,0	2 à 3 selles.
24	37,8	»	6,2	
25	38,8	39,0	14,0	
26	38,6	38,2	13,0	Foie 13 cent.
27	37,8	38,4	3,0	
28	38,2	38,8	6,4	
29	»	39,4	»	
30	39,6	38,8	3,0	
31	39,4	40,0	3,1	Délire.
Août.				
1	39,8	40,2	6,1	

*Observations et analyses communiquées par M. Lanne-
longne et recueillies à l'hôpital Sainte-Eugénie.*

1re *série d'observations. Enfants ayant une suppuration
qui date de longtemps.*

1) *Coxalgie gauche suppurée.* — Resection de la hanche.
Cl... (L.), salle Sainte-Eugénie, n° 7. Enfant de 3 ans.

L'enfant est entrée le 3 mai 1875; la coxalgie était déjà suppurée. La
resection a été faite le 19 février 1876. Le foie ne déborde pas les
fausses côtes. — L'enfant, trop jeune, urine au lit, on n'a donc que le
dosage de l'urée par litre.

14 juin 1876. Urée   7,4 par litre.
15 —   —   —   13,2   —

2) *Coxalgie gauche suppurée.* — Gib... (Adolphe), 8 ans. Entré le 30 mai 1876, salle Napoléon, n° 38.

13 juin.   Urée par litre 14,4
14 —   650 gr. d'urine. Urée par litre 13,75, en 24 h. 8,937
15. —   460   —   —   18,4   —   7,728

La coxalgie remonte à 4 ans. L'enfant ne peut préciser le début de la suppuration; mais elle dure depuis plus d'un an. Le foie ne déborde pas le rebord des fausses côtes.

3) *Coxalgie droite suppurée.* — Labl... (Angèle), 9 ans. Entrée le 10 mars 1876, lit n° 6, salle Sainte-Eugénie.

Coxalgie suppurée depuis longtemps, tuméfaction du grand trochanter, ostéite, abcès; à la fin du mois de mai, on a fait une incision pour évacuer le pus contenu dans l'articulation. Suppuration très-abondante. Rien de notable du côté du foie.

13 juin.   Urée par litre 11,2
14 —   400 gr. d'urine.   —   4,5, en 24 h. 1,80
15 —   320   —   —   10,35   —   3,312

4) *Coxalgie gauche suppurée.* — Debl... (Jean), 9 ans. Entré le 27 avril 1876, salle Napoléon, n° 42.

La coxalgie date d'un an. Il y a un mois, abcès à la région antérieure et externe de la cuisse, descendant jusqu'à la partie moyenne. L'abcès s'est reproduit après deux ponctions; on l'ouvre le 1er mai.

Le 9 mai, un gros abcès se montre à la fesse gauche, il remplit toute la fosse iliaque externe et communique, par un trajet assez long, avec le premier. Le foie ne déborde pas les fausses côtes.

6 juin.   800 gr. d'urine. Urée   7,9 par litre, en 24 h.   6,32
7 —   950   —   —   6,5   —   —   6,18
14 —   1,180   —   —   7,2   --   —   8,064
15 —   1,000   —   —   11,7   —   —   11,7

Il est à noter que, bien que la suppuration soit très-abondante, elle ne date pas d'une époque très-éloignée; il est donc possible que les cellules hépatiques n'aient pas encore subi une dégénérescence portée aussi loin que dans les observations précédentes.

5) *Mal de Pott dorsal.* — Ch... (Ern.), 9 ans 1/2. Entrée le 22 avril 1874. Morte le 10 juin, salle Napoléon, n° 45.

Mal de Pott remontant à plus d'un an avec abcès multiples.

6 juin. 580 gr. d'urine. Urée par litre 9,7, en 24 h. 5,61
7 — 360 — — 6,2 — 2,23

Autopsie. — Le foie pèse 1,650 grammes, il est déformé. Par suite du peu d'espace laissé dans l'abdomen par la déviation de la colonne vertébrale, il s'est replié en deux sur sa face inférieure très-concave. La vésicule du fiel, le sillon transverse, etc., sont placés dans une gouttière profonde formée par le rapprochement des bords antérieur et postérieur. Il est en pleine dégénérescence graisseuse, sa surface est décolorée, à la coupe il est uniformément jaune et présente par places quelques points de couleur acajou. La rate est hypertrophiée. Le poumon ne contient pas de tubercules.

6) *Mal de Pott suppuré.* — Gué (Albert), 12 ans. Entré le 28 décembre 1875, salle Napoléon, n° 49.

Début de l'affection dans le courant du mois de décembre 1875; abcès par congestion dans la gaîne du psoas, ouvert pendant le mois de mars. Le foie ne déborde pas le rebord des fausses côtes.

7 juin. 700 gr. d'urine. Urée par litre 9,2, en 24 h. 6,44
13 — — — 13,9 —
14 — 550 — — 9,4 — 5,17
15 — 800 — — 8,2 — 6,57

2ᵉ série d'observations. Enfants n'ayant pas de suppuration.

7) *Fracture de jambe.* — Hem... (Henriette), 11 ans. Entrée le 18 avril 1876, salle Sainte-Eugénie, n° 33.

Fracture au tiers moyen par cause indirecte.

20 avril. — Urée par litre 15,6
22 — — — 18,5
23 — — — 19,5
25 — — — 16,4
26 — — — 18,2
27 — — — 22,1
28 — 1,100 gr. d'urine. — 16,6, en 24 h. 18,26
29 — 1,450 — — 10,40 — 15,08
30 — 920 — — 18,1 — 16,65
2 mai. 820 — — 15,7 — 12,56
3 — 950 — — 13,5 — 12,83
6 — 1,060 — — 12,2 — 12,44

8) *Fracture de la jambe droite.* — Trogn... (Charles), 11 ans 1/2. Entré le 13 avril 1876, salle Napoléon, n° 10. L'enfant pèse 58 livres.

15 avril.	800 gr. d'urine.		14,96 gr. d'urée en 24 h.	
16 —	550	—	10,28	—
17 —	560	—	10,03	—
18 —	830	—	14,83	—
23 —	570	—	10,53	—
28 —	510	—	12,29	—
29 —	550	—	13,53	—
30 —	710	—	12,85	—
3 mai.	700	—	12,95	—
6 —	620	—	11,17	—

9) *Fracture de jambe* à l'union du quart supérieur avec les trois-quarts inférieurs. — Limil... (Marc), 14 ans 1/2. Entré le 19 avril, salle Napoléon, n° 4.

22 avril.	630 gr. d'urine.		Urée par litre	20,1,	en 24 h.	12,73	
23 —	480	—	—	19	—	9,12	
25 —	440	—	—	17,9	—	7,67	
26 —	bocal renversé.		—	17,4	—		
27 —	720	—	—	24,60	—	17,71	
28 —	650	—	—	31,8	—	20,67	
29 —	1,350	—	—	14,6	—	19,71	
30 —	810	—	—	20,48	—	17,38	
2 mai.	630	—	—	20,7	—	13,11	
3 —	830	—	—	22,9	—	19,08	
6 —	450	—	—	29,6	—	13,32	

10). *Double hydarthrose des genoux.* — Thun... (Joseph), 13 ans 1/2. Entré le 6 avril 1876, salle Napoléon, n° 14. L'enfant pèse 120 livres.

13 avril.	630 gr. d'urine.		Urée en 24 h.	11,14
15 —	420	—	—	7,56
16 —	520	—	—	9,31

(Le 16, tisane de digitale, feuilles 0^{gr},30).

17 —	1,100 gr. d'urine.		Urée en 24 h.	18,81
18 —	1,900	—	—	22,61

20	— 1,510	—	—	23,25
22	— 1,800	—	—	21,60
23	— 1,320	—	—	15,97
25	— 1,430	—	—	14,40
26	— 1,260	—	—	19,19 dig.sup.
27	— 770	—	—	13,17
28	— 500	—	—	11,45
29	— 820	—	—	14,43
30	— 1,000	—	—	13,23
2 mai.	650	—	—	11,18
3	— 500	—	—	8,725
4	— 2,000	—	—	
5	— 700	—	—	
6	— 1,400	—	—	6,44

11). *Coxalgie droite* non suppurée. — Rec... (Alfred), 13 ans 1/2. Entré le 11 avril 1876, salle Napoléon, n° 12. Poids de l'enfant, 60 livres.

13 avril.	900 gr. d'urine.	Urée en 24 h.		16,29
15	— 1,040	—	—	12,80
16	— 680	—	—	10,26
17	— 850	—	—	12,83
18	— 930	—	—	12,69
19	— 550	—	—	
23	— 830	—	—	15,18
28	— 690	—	—	16,29
29	— 750	—	—	13,80

Si nous comparons ces deux séries d'analyses, en négligeant la première observation de la première série, puisque les urines des 24 heures n'ont pu être recueillies, nous voyons que :

Dans la première série (suppuration prolongée), 5 enfants, ayant en moyenne 10 ans, rendaient en moyenne 5^{gr},787 d'urée dans 24 heures;

Dans la seconde série (pas de suppuration), 5 enfants, ayant en moyenne 12 ans 1/2, rendaient en moyenne 14^{gr},028 d'urée en 24 heures.

Voici le tableau :

AGE.	MALADIE.	URÉE en 24 heures.	MOYENNE.	OBSERVATIONS.
8	Coxalgie.....	8,332		
9	Coxalgie	2,556		
9	Coxalgie	8,066	5,787	Suppuration prolongéo.
11 1/2	Mal de Pott..........	3,920		
12 1/2	Mal de Pott..........	6,060		
11	Fracture de jambe....	14,803		
11 1/2	Fracture de jambe....	12,342		
14 1/2	Fracture de jambe....	15,050	14,028	Pas de suppuration.
13 1/2	Hydarthrose..........	14,267		
13 1/2	Coxalgie	13,680		

Que les cellules hépatiques soient détruites par la cirrhose (atrophique ou hypertrophique) ou par la dégénérescence graisseuse consécutive à la phthisie ou aux suppurations prolongées, le résultat est le même, l'urée excrétée diminue au point de pouvoir atteindre les chiffres de 2 et 3 grammes par jour.

M. Lannelongue et moi n'avons pas eu l'occasion de rencontrer la dégénérescence amyloïde.

10) *Affections chroniques du foie*. (Cancer. Kyste hydatique.)

Le parenchyme du foie peut être détruit par des processus lents, cancer, kyste hydatique, etc. Nous ne possédons pas de documents nombreux propres à éclairer l'influence de ces lésions sur la production d'urée ; mais ceux que nous avons recueillis concordent tous à montrer que le taux de l'urée éliminée a baissé.

Un malade atteint d'un cancer du foie qui avait envahi la presque totalité de l'organe fut observé par Vogel (*Zeitsch. fur rationel. medicine, Bd IV*, p. 391, 1854). Les chiffres de l'urée éliminée en 24 heures furent de 6, 7, 8 grammes.

Parkes dit que, quand un cancer détruit une grande partie du foie, la quantité d'urée éliminée est ordinairement plus petite.

Une femme atteinte de cancer du foie (Obs. recueillie par M. Hirne) rendait en 24 heures 700 c.c. environ d'urine et une quantité d'urée qui a varié entre 6 et 7 grammes. (*Thèse* de Fouilhoux, p. 120.)

M. Hirne (*thèse* de Fouilhoux, p. 117) a publié une observation de kyste hydatique du foie si intéressante qu'elle doit trouver place ici, parce qu'elle prouve d'une part la diminution de l'urée lorsque la masse de l'organe hépatique se trouve diminuée, et que de plus, un ictère étant survenu dans le cours de la maladie, nous assistons à la variation de la sécrétion de l'urée sous l'influence de cette affection intercurrente. Nous ferons remarquer que, bien que l'urée pendant la durée de l'ictère n'ait pas dépassé le chiffre de 20 grammes, c'est une proportion considérable, puisque le foie était réduit à son lobe gauche.

Obs. — *Kyste hydatique du foie. Ictère intercurrent.* (Service de M. Cadet de Gassicourt. Hôpital Saint-Antoine.)

Homme, 46 ans, entré le 25 octobre 1873. Fièvre intermittente en Algérie, et depuis son retour en France : rhumatismes, syphilis, un peu d'alcoolisme. Malade depuis un an, sentiment de fatigue, hypocondrie, ventre volumineux depuis longtemps ; peu d'épanchement péritonéal, jamais d'ictère. La hauteur du lobe droit du foie = 22 centimètres, la rate = 15 centimètres de hauteur.

Le malade meurt quelques jours après ; à l'autopsie on trouve un kyste hydatique communiquant avec les voies biliaires ; le lobe droit du foie est réduit à une coque fibreuse ; rien dans le lobe gauche.

DATES.	URINES.	URÉE.	OBSERVATIONS.
Octobre.			
28	500	5,76	OEdème des membres inférieurs.
29	460	6,00	
31	480	7,15	*Ictère*, inappétence. Régime lacté, diurétique
Novemb.			(Gubler). Urines alcalines.
2	850	14,96	
3	1000	16,00	Urines acides.
4	450 (?)	8,10 (?)	
6	1200	19,80	Diarrhée. Épanchement dans la plèvre droite.
9	870	14,80	
10	1100	16,06	Selles molles, incolores. Ictère toujours accusé.
11	380	4,56	Hémorrhagie intestinale légère. Potion de Tood.
13	550	9,62	Urines à peine ictériques. Région hépatique dou-
14	560	8,84	loureuse. Langue sèche. Insomnie.
16	1100	22,55	
17	800	17,06	Moins d'ictère. Ascite. Selles colorées. Urines
18	700	14,00	non ictériques. Bouillon.
19	450	7,65	Vomissements.
20	830	15,35	Plus d'ictère. Pouls faible. Diarrhée.
23	900	15,32	Eschare au sacrum.
24	900	15,32	
25	900	15,32	
26	900	15,32	
27	750	11,47	
30	650	9,75	

Lorsque la partie sécrétante du foie se trouve diminuée par une lésion qui détruit la glande dans une grande partie de son étendue, le résultat est le même que lorsqu'un processus pathologique, ayant une action sur toute la glande, altère les cellules dans leur structure propre.

11) *Congestion du foie.*

La congestion du foie accompagne, pendant une phase quelconque de leur développement, toutes les lésions et tous les troubles fonctionnels de la glande. On la trouve dans l'ictère, dans la cirrhose, dans les lésions hépatiques de cause cardiaque. Mais elle n'existe qu'à titre passager, ou dans des conditions variables suivant les processus qui lui ont donné naissance.

Aussi nous n'avons pas voulu réunir dans un seul groupe l'étude de ces divers états morbides, bien que nous reconnaissions qu'à un moment de leur évolution ils se côtoient. Nous avons préféré laisser à chacune de ces affections sa physionomie propre et montrer comment dans chacune d'elles l'urée augmente et diminue en même temps que survient la congestion puis l'altération du parenchyme hépatique.

Nous nous proposons dans ce chapitre de réunir les cas où la congestion du foie semble avoir existé, dégagée de toute autre influence capable de modifier ses caractères, puis les cas plus complexes où elle succède à une lésion du tube digestif.

a) *Congestion simple.*

Lorsque le foie est congestionné, qu'une plus grande quantité de sang le traverse en un temps donné, qu'il n'y a pas de stase veineuse par gêne de la circulation, la quantité d'urée excrétée augmente.

En 1853, Sigmund a signalé l'influence de la section du pneumogastrique sur la sécrétion de l'urée. Il a trouvé que cette section était suivie d'une congestion du foie et d'une augmentation de 2 à 3 grammes dans la quantité d'urée sécrétée en 24 heures. (*Arch. für path. Anat. und Phys. von Virchow*, 1853.)

Herzog dans un cas de congestion aiguë, douloureuse du foie, dont d'ailleurs il n'indique pas la cause, avait trouvé que l'urine de son malade avait une densité de 1,357 et que un litre contenait 55 gr. 15 d'urée. (Canstatt, 1845.)

Nous avons cherché à produire expérimentalement une congestion du foie dégagée de toute autre influence. Pour cela nous avons fait à un chien une violente contusion du foie, et nous avons constaté que la quantité d'urée s'était considérablement élevée après la violence extérieure.

Expérience. Contusion du foie sur un chien.

Le chien, qui était depuis plus d'un mois à notre disposition, et soumis à un même régime, pesait, le 14 juillet, 9 kilogrammes; quand l'expérience fut terminée, le 28 juillet, il avait gagné un kilogramme ; il fut nourri tout le temps, exclusivement, avec de la viande.

La contusion fut faite par mon collègue M. Terrillon, qui se plaçant à un autre point de vue avait antérieurement répété plusieurs fois cette expérience sur des chiens. Elle fut pratiquée avec violence à l'aide d'un battoir de tonnelier.

Voici le résultat fourni par l'analyse des urines :

DATES.	QUANTITÉ d'urine.	URÉE.	OBSERVATIONS.
Juillet.			
14	300	12,10	
15	200	13,80	
16	200	9,00	
17	150	9,00	Contusion du foie.
18	320	31,50	
19	280	21,80	
20	400	32,00	
21	200	16,00	
22	200	17,10	
23	320	18,90	
24	500	22,00	
25	320	17,20	
26	200	16,00	

Les jours qui ont suivi la contusion du foie ont été marqués par une augmentation de la quantite des urines, qui ont doublé, et surtout par un excès dans l'excrétion de l'urée, qui a triplé pendant trois jours, puis la quantité de l'urine et celle de l'urée ont baissé, et bien qu'elles soient restées un peu supérieures à celles des jours qui ont précédé la contusion, dix jours après, les différences n'étaient plus bien notables.

L'appétit du chien ne semble pas s'être sensiblement altéré pendant la durée de l'expérience.

Dans les expériences de ligature du canal cholédoque le foie est congestionné, et il semble que la quantité d'urée éliminée augmente.

Nous empruntons à M. Audigé, élève de M. Dujardin-Beaumetz, la relation des deux expériences suivantes. Ces auteurs ne cherchaient pas les rapports qui relient la congestion du foie et la sécrétion de l'urée, mais incidemment ils ont été frappés deux fois de l'énorme quantité d'urée excrétée par leurs animaux. Dans leur 4ᵉ expérience ils ont trouvé 104 gr. 80 d'urée par litre.

(Recherches expérimentales sur le spasme des voies biliaires ; Audigé, *Thèse inaug.* n° 22, 1874, p. 54.)

EXPÉRIENCE I.— Le 5 novembre, on lie le canal cholédoque d'un chien. Dans les urines recueillies le soir même à 6 heures, puis à 10, l'acide azotique ne décèle pas la présence de la matière colorante de la bile. Le 6 et le 7, la sécrétion urinaire est suspendue.

Le 8, enfin, dans la soirée, on parvient à recueillir une *urine épaissie qui renferme de l'urée en quantité.* La bile ne s'y montre pas avec les réactifs employés.

Du 9 au 13, jour de la mort de l'animal, on constate la présence de matières pigmentaires de la bile. On ne parle plus de l'urée.

L'autopsie montre que le chien a succombé à une péritonite causée par la rupture du canal cholédoque. Le foie est augmenté de volume et fortement congestionné.

EXPÉRIENCE IV (p. 56). — Ligature du canal cholédoque d'un chien. Urines ictériques, 3 heures après l'opération. Examen du sang, six heures après, et constatation de l'existence des matières pigmentaires. Persistance de la vie pendant trois semaines. Oblitération du cholédoque. Dilatation extraordinaire des voies biliaires.

5 jours après la ligature, l'urine, qui ressemble à de la bile étendue d'eau, précipite avec un peu d'acide azotique une grande quantité de cristaux d'azotate d'urée. Le dosage fait constater que la proportion atteint le chiffre considérable de 104 gr. 80 pour 1000. (Dosage par le procédé d'Esbach.) On ne dit pas la quantité d'urine rendue, et il n'est plus question de l'urée dans le reste de l'observation.

Le foie est considérablement augmenté de volume et congestionné.

La clinique nous a fourni un cas de congestion spléno-hépatique, de cause inconnue, mais caractérisée par l'augmentation de volume considérable du foie et de la rate, avec ascite, sans obstacle à la circulation cardiaque et sans lésion appréciable du foie. Nous avions eu l'occasion, pendant notre internat, d'observer des exemples analogues dans le service de notre maître Aran, et nous conservons à cette maladie le nom qu'Aran lui appliquait.

Il est possible que des congestions semblables, répétées, aboutissent plus tard à la cirrhose, nous pouvons le supposer; mais actuellement nous ne saurions l'affirmer, et nous transcrivons le résumé de notre observation, attendant que d'autres faits viennent nous aider à l'interpréter.

Obs. — *Congestion spléno-hépatique* de cause inconnue. Ascite. Guérison.

Bern... (Jean), 35 ans, carrier. Entré le 9 juin 1876 (salle Saint-Augustin, n° 48, service de M. Brouardel), sorti le 15 août. Notes remises par M. Bastard ; analyses par M. Descoust.

Le malade a eu une fièvre typhoïde, il y a 3 ans, et une pleurésie gauche pour laquelle il est entré, en octobre 1875, dans le service de M. Lorain. Il a été ponctionné par notre maître le 23 octobre 1875, et est sorti guéri en janvier 1876.

Le 28 mai, le malade a été pris, sans cause connue, de courbature, de douleurs dans la région lombaire gauche. Le 29, il se purge, il essaye de travailler le 30, mais il est obligé de s'arrêter à cause de sa fatigue. Dès le 29, il s'aperçoit que son ventre a grossi, il a quelques frissons, souffre toujours dans la région lombaire gauche. Le 1er juin, il a un peu de douleur en urinant, va à la Pitié, où on le sonde, mais on ne trouve pas d'urine dans la vessie.

Il entre dans le service le 3 juin. Il est vigoureusement constitué, ne tousse pas. On trouve un peu de submatité à la base du poumon gauche, trace de son ancienne pleurésie ; aucune lésion dans le sommet des poumons.

Le malade se plaint de douleurs dans les lombes, de tension dans le ventre. Son appétit a diminué, il n'a pas de fièvre, dort bien, n'a aucune douleur dans l'hypochondre droit, n'a jamais eu la syphilis. Le malade avoue quelques excès alcooliques, mais il ne tremble pas et n'a pas de catarrhe gastrique.

Le péritoine est rempli par une ascite qui remonte jusqu'à l'ombilic. Pas de vomissements, garde-robes régulières, colorées. Les urines n'ont pas contenu de matière colorante de la bile, ni d'albumine pendant tout le séjour du malade à l'hôpital.

L'ascite a diminué progressivement ; dès le 16 juin, la matité ne remontait plus qu'à deux travers de doigt au-dessous de l'ombilic. Le 15 juillet, elle avait presque complétement disparu : il fallait placer le malade sur le côté pour en constater des traces. Le 15 août, à sa sortie, le péritoine ne semblait plus contenir de sérosité. Les anses intestinales glissaient sous les doigts sans aucune difficulté.

A son entrée, le malade a eu une petite élévation de température. Le soir, le thermomètre a marqué 38°,5 - 38°,2 jusqu'au 15 juin. Du 15 juin au 30, la température a oscillé entre 37°,2 le matin, et 37°,6 à 37°,8 le soir ; à partir du 30, la température marquait 36°,8 le matin, 37°,2 ou 37°,4 le soir.

TABLEAU.

DATES.	QUANTITÉ d'urine.	QUANTITÉ d'urée.	OBSERVATIONS.
Juin.			
7	1220	36,0	Régime lacté. Foie 17 cent., rate 19 cent.
8	1100	41,0	Foie 16 cent.
9	1220	36,0	Foie 19 cent.
10	1500	38,0	Foie 19 cent.
11	1780	35,2	
12	2000	38,0	Foie 16 cent.
13	2000	39,2	Foie 12 cent., rate 17 cent.
14	1900	31,0	
15	1750	39,5	Foie 12c5.
16	1200	42,6	
17	1550	30,2	Régime lacté. et 1 portion.
18	1100	35,2	
19	1100	33,0	Foie 12 cent.
20	1000	26,0	
21	1120	35,0	Foie 10c5.
22	1120	33,2	
23	1150	30,9	Foie 12c5.
24	1200	31,8	
25	»	»	
26	»	»	Foie 13 cent.
27	1500	35,2	
28	1050	23,2	
29	1000	21,0	Foie 14 cent. (Indigestion.)
30	920	18,3	
Juillet.			
1	1150	24,0	
2	1000	22,4	
3	1100	29,0	
4	1020	29,0	
5	1000	28,2	
6	1000	26,0	
7	850	21,0	
8	1000	25,2	
9	1000	17,9	
10	1000	16,4	
11	1000	17,9	
12	1300	23,0	
13	1050	15,4	
14	900	12,8	
15	1000	11,0	Lait 4 litres, 2 portions.
16	800	16,0	
17	1000	14,0	
18	900	17,8	
19	750	18,0	
20	800	15,9	
21	2050	30,0	
22	800	17,6	
23	1000	24,0	
24	920	20,0	Foie 12 cent.
25	1000	23,0	
26	900	21,8	
27	800	15,0	

DATES.	QUANTITÉ d'urine.	QUANTITÉ d'urée.	OBSERVATIONS.
Juillet.			
28	1800	34,8	
29	1500	30,0	
30	1000	20,6	Lait 3 litres, 3 portions.
31	1000	20,0	
Août.			
1	900	16,0	
2	980	18,2	
3	1000	19,0	
4	800	16,0	
5	1480	26,2	Foie 12 cent.
6	2000	38,0	
7	2000	30,0	
8	1200	21,2	4 portions, 3 à 4 litres de lait par jour.
9	1200	22,4	
10	1000	26,0	
11	1500	34,3	
12	1000	25,2	
13	1200	28,5	
14	1000	25,0	
15	1000	23,8	

Pour nous rendre compte du sens des variations de l'urée, en groupant par séries de sept jours, nous voyons que :

DATES.	MOYENNE de l'urée rendue en 24 heures.	VOLUME du foie. (Ligne mammaire.)	OBSERVATIONS.
		cent.	
Du 7 au 13 juin.....	37,63	16 à 19	Régime lacté (3 litres).
Du 14 au 20 juin....	35,93	12 à 12,5	Régime lacté (3 litres), plus 1 portion.
Du 21 au 27 juin...	33,22	10 à 13	
Du 28 juin au 4 juillet.	28,84	14	
Du 5 au 11 juillet...	21,80	»	
Du 12 au 18 juillet.	15,71	»	Régime lacté (3 à 4 litres), plus 2 portions.
Du 19 au 25 juillet..	21,21	12	
Du 26 juillet au 1er août	22,60	»	Régime lacté (3 à 4 litres), plus 3 portions.
Du 2 au 8 août......	24,08	»	
Du 9 au 15 août.....	26,45	12	Régime lacté (3 à 4 litres), plus 4 portions.

On voit que, en même temps que le foie diminuait de volume, le chiffre de l'urée excrétée baissait et tombait en un mois de 37^{gr} 63 par jour, à 15^{gr} 71 pour se relever ensuite progressivement jusqu'à 26^{gr} 45, bien que le foie soit resté dans ses limites normales ; mais le malade, doué d'un grand appétit, mangeait, outre 2, puis 3, puis 4 portions, de 3 à 4 litres de lait par jour.

Nous plaçons, à côté de l'observation précédente, celle dont nous avons parlé plus haut, et que MM. Hirne et Fouilhoux avaient donnée à tort selon nous, comme un exemple de cirrhose.

Obs. — *Congestion du foie.* — (Obs. intitulée *cirrhose* dans la thèse de Fouilhoux, p. 114.)

Homme âgé de 36 ans, entré à l'hôpital Saint-Antoine, salle Saint-Lazare, service de M. Cadet de Gassicourt, le 16 novembre 1872, pour une augmentation du volume du ventre, œdème des jambes et des bourses, et gêne de la respiration. Le début de ces accidents remonte à plusieurs mois. Ce malade boit deux ou trois litres de vin par jour et de l'eau-de-vie. On constate une ascite considérable et une *augmentation du volume du foie dont la hauteur (Ligne du mamelon) mesure* 14 *centimètres.*

Le repos et les diurétiques permettent bientôt au malade de quitter l'hôpital, mais il est obligé d'y rentrer le 1er août 1873. Le ventre est alors très-volumineux, les digestions sont pénibles, l'appétit a diminué, l'œdème des membres inférieurs est considérable. En quelques semaines, les mêmes soins, le régime lacté d'abord, suspendu à cause de la diarrhée, puis les diurétiques amènent une amélioration notable. Les épanchements disparaissent, le foie diminue, l'appétit et les forces reviennent presque complétement. Le malade quitte l'hôpital dans un état excellent.

27 septembre. Le malade a rendu 41 gr. 37 d'urée, pour 2,500 grammes d'urines.

29 septembre, 19 gr. 35 d'urée.

20 octobre, 24 — pour 2,500.

Il nous semble, vu le volume du foie et les améliorations obtenues par le traitement, que le diagnostic de cirrhose est bien douteux et que l'observation serait mieux intitulée : Congestion hépatique, celle-ci pouvant d'ailleurs être le début d'une cirrhose atrophique ultérieure.

Dans plusieurs publications récentes, notre collègue, M. Ollivier, a signalé certaines modifications de la sécrétion urinaire, survenant après une attaque d'hémorrhagie cérébrale. Parmi ces altérations, décoloration de l'urine, diminution de la densité, état albumineux, glycosurie, M. Ollivier signale aussi la polyurie. Dans un dernier mémoire (*Arch. de physio-logie*, 1876, p. 85), cet auteur recherche les variations de l'urée. Il emprunte à la thèse de M. Bourneville (Paris, 1870, p. 109 et 110) une citation qui prouve que MM. Charcot et Bouchard ont constaté l'augmentation de l'urée après une attaque d'hémorrhagie cérébrale. « Les résultats auxquels ces auteurs sont arrivés tendent à démontrer jusqu'à présent que l'élévation progressive de la température dans l'hémorrhagie cérébrale coïncide avec une augmentation d'urée, et qu'en somme on constate tous les symptômes de la fièvre. »

Mais il faut noter qu'en même temps que l'élévation de empérature, il y a une congestion du foie signalée dans les diverses observations de M. Ollivier. Cet auteur a obtenu les mêmes résultats que MM. Charcot et Bouchard, mais il a constaté que cette augmentation était toujours précédée d'une diminution de ce principe coïncidant avec la polyurie ; que cette augmentation peut n'être que relative en la comparant à la diminution du début, et que si l'urée remonte au chiffre normal, il ne paraît le dépasser que rarement.

On ne doit pas oublier en effet que, sous l'influence d'une hémorrhagie cérébrale, la circulation et la respiration diminuent de fréquence au début, que les congestions qui se font pendant cette période ont les mêmes causes que ce ralentissement et cette gêne de la respiration et de la circulation. On conçoit que dans ces conditions les actes fonctionnels des organes soient plutôt suspendus que surexcités. Quand la terminaison fatale approche, la température et la fréquence du pouls témoignent que cette période de collapsus est remplacée par une autre dont la modalité est tout à fait différente, et les résultats obtenus par les analyses varient en sens inverse de ceux qui avaient accompagné les débuts. D'ailleurs, les analyses de M. Ollivier témoignent que ces variations sont comprises dans des limites fort restreintes.

b) *Congestion du foie et troubles gastro-intestinaux.*

Les troubles des fonctions du tube digestif et les lésions inflammatoires et ulcéreuses de l'intestin ont, avec le foie, des relations dès longtemps signalées. Dans l'embarras gastrique, par exemple, la légère teinte bilieuse des plis naso-labiaux, la fréquence du passage d'un peu de matière colorante de la bile dans les urines (facile à déceler par l'acide nitrique) ont autorisé les auteurs à adjoindre l'épithète de *bilieux* au terme *embarras gastrique*. Monneret avait même créé une fièvre gastrique bilieuse, qui n'est autre que l'embarras gastrique, et avait noté la congestion du foie comme un des phénomènes de cet état morbide. M. Guéneau de Mussy professe également que l'embarras gastrique s'accompagne d'un peu de congestion du foie. Depuis que notre attention est attirée sur ce sujet, nous avons pu vérifier l'exactitude de cette remarque, mais la congestion est toujours assez faible ; 1 ou 2 centimètres au plus dans la ligne mammaire distinguent la matité du foie avant et après l'emploi des vomitifs.

Voyons quelles sont les modifications qui surviennent dans les urines :

Dans l'embarras gastrique, malgré la diète à laquelle le malade est condamné par son inappétence, l'urée éliminée est plutôt un peu au-dessus de la moyenne.

Ainsi, le 14 novembre 1875, il entre dans mon service un homme âgé de 42 ans, atteint d'un embarras gastrique non fébrile, dont le début remonte à deux jours. On constate, outre les signes ordinaires de cet état morbide, une congestion du foie qui est douloureux à la pression et qui déborde de 4 centimètres le bord des fausses côtes. Un peu de matière colorante de la bile dans les urines :

15 novembre, urines 1,000 grammes, urée 24 gr. 3
16   —   un vomitif
17   —   urines 1,450   —   urée 20   6

Le 18, le malade demande à manger, le foie a repris son volume normal (4 portions).

19 novembre, urines 1,500 grammes, urée 19 gr. 3
24   —   urines 1,550 grammes, urée 18   2
Le malade sort guéri le 25 novembre.

(Analyses par M. Hirtz.)

M. Guéneau de Mussy a bien voulu autoriser son interne de cette année, M. Hirtz, à me communiquer une observation absolument analogue. Il s'agit d'un homme de 22 ans, bou-

langer, qui est entré dans son service le 16 mars 1876.
Embarras gastrique sans fièvre, inappétence, pesanteur dans
l'hypochondre droit, douleur à la pression. Le foie dépasse
de 4 centimètres le rebord des fausses côtes.

17 mars, urines 1,200 grammes, urée 27 gr. 8.

Les urines contiennent un peu de matière colorante de la
bile. Un émétique.

Le lendemain, le foie a repris ses dimensions normales.
Deux portions.

18 mars, urines 1,500 grammes, urée 20 grammes.

20 mars, urines 1,500   —   urée 22 gr. 5

Bien que les quantités d'urée éliminée ne soient pas très-
fortes, la variation des proportions est la même dans les deux
cas, et les chiffres les plus élevés correspondent à la congestion du foie, avec diète.

Nous plaçons à côté de ce cas, une observation d'entérite
ulcéreuse de cause inconnue, dans le cours de laquelle, en
l'absence de fièvre, la quantité d'urée éliminée s'est élevée
à 70 grammes. Nous ne saurions actuellement donner l'explication de ce fait qui mérite d'être cité, en attendant que
d'autres viennent plus tard faciliter son interprétation.

Obs. — *Entérite ulcéreuse de nature indéterminée.*

Ch... (Joseph), 27 ans, employé d'octroi, entre le 23 avril 1876, salle
Saint-Augustin, n° 46. (Service de M. Brouardel. Résumé de l'observation donnée par M. Oulmont.)

Bonne santé antérieure, constitution vigoureuse ; le malade avoue
quelques excès de boisson, mais n'est pas manifestement alcoolique.

Le 16 avril, après une journée de garde aux barrières, il est pris
subitement d'une diarrhée abondante, avec sensibilité abdominale
vive, et douleurs vagues dans les coudes et les mollets; 7 ou 8 selles
par jour, liquides, et dès le début, de couleur noirâtre. Le malade
continue son service, mais dans les deux jours qui précèdent l'entrée,
à la diarrhée se surajoutent des vomissements bilieux.

Le 24 avril, la diarrhée persiste, les selles sont manifestement sanguinolentes, le ventre est peu tendu, douloureux. Le malade se plaint
d'un sentiment de vive brûlure au niveau de l'épigastre, la langue est
humide, à peine chargée ; les douleurs des articulations et des muscles ont les caractères des douleurs de courbature. Sur la peau du
malade, les membres inférieurs surtout, on trouve de petites taches
rouges, disséminées, saillantes, ne disparaissant pas par la pres-

sion, à teinte hémorrhagique, grosses comme une tête d'épingle et siégeant à la base des poils. Quelques ecchymoses sur les fesses.

Le foie a son volume normal. Il existe une dilatation de l'estomac assez prononcée. L'apyrexie est complète.

Malgré le régime, et malgré le traitement, pilules d'extrait d'opium, lavements de ratanhia, potion au perchlorure de fer (20 gouttes); la diarrhée persiste avec la même intensité et les mêmes caractères, elle est toujours sanguinolente.

Le 29 avril, il se fait une nouvelle poussée de purpura; vers le 4 mai, les ecchymoses et les taches disparaissent pour ne plus se reproduire. Le malade se lève. Apyrexie.

Vers le 5, le sang disparaît des selles.

Le 8, les selles sanguinolentes reviennent, le malade maigrit, ne mange pas. Douleurs dans les deux épaules, souffle anémique à la base du cœur.

Le 11 et le 12, légère amélioration, 1/2 portion.

Le 13, la diarrhée reprend la même intensité, les selles sont grisâtres.

Le 19, la diarrhée est plus abondante que jamais, 10 à 12 selles vert clair, malgré 0 gr. 20 à 0 gr. 30 d'extrait d'opium.

Le 20, cyanose d'apparence cholériforme, amaigrissement extrême, sueurs visqueuses, assoupissement continuel.

21 et 23, selles moins fréquentes, mais plus abondantes. Le malade vide son intestin d'un jet.

Le 24, râle trachéal subdélirium, mort à 5 heures du soir.

DATES.	TEMPÉRATURE.		VOLUME des urines.	URÉE.	OBSERVATIONS.
	Matin.	Soir.			
Mai.					
7	»	38,4	»	»	
8	37,4	37,4	»	»	
9	36,6	36,8	»	»	
10	36,4	37,4	1050	30,2	Selles sanglantes. Diarrhée. Extrait
11	36,6	37,4	1200	38,1	thébaïque 0gr20.
12	36,8	37,4	1800	70,0	Amélioration. 1/2 portion.
13	36,4	37,4	650	22,5	Retour de la diarrhée. Selles grisâtres
14	36,4	37,4	1300	48,2	Opium.
15	36,8	37,8	1100	42,4	
16	38,0	37,8	1200	36,2	
17	37,6	37,4	1000	27,1	
18	37,6	36,8	950	29,0	
19	36,6	36,8	900	22,2	
20	37,2	37,0	1000	20,0	Diarrhée profuse vert clair.
21	37,4	37,6	1100	19,2	
22	38,4	38,6	900	»	
23	39,2	38,6	900	15,5	
24	37,6	38,8	700	13,2	. . .

Autopsie, 24 heures après la mort.

Poumons sains, un peu d'œdème de leur base et de leur bord postérieur ; plèvres saines.

Cœur mou, comme du papier mouillé, anémié, décoloré. La paroi du ventricule droit mesure à peine 2 millimètres. Pas de lésions valvulaires, l'endocarde est coloré par imbibition et le tissu musculaire est feuille morte.

Aorte. Dans sa partie ascendante, trois plaques saillantes d'endardérite, du volume d'une lentille.

Foie, de volume normal, très-mou, mais élastique comme du caoutchouc ; il se déprime sous le doigt, mais sans se laisser pénétrer, sa couleur est jaunâtre, à la coupe la lobulation a disparu.

Reins, mous comme le foie, congestionnés et œdémateux.

Rate diffluente.

Pas de liquide dans le péritoine, pas de tuméfaction des ganglions mésentériques.

Gros intestin, la muqueuse est rouge et vascularisée. Pas d'autres lésions, pas de saillie des follicules clos.

Intestin grêle, muqueuse ardoisée dans toute son étendue, cette teinte noirâtre est manifeste même par l'inspection de la face péritonéale. Après la section de l'intestin dans toute sa longueur, la muqueuse paraît couverte d'ulcérations confluentes qui lui donnent l'aspect d'une étoffe moirée. Ces ulcérations existent dans toute l'étendue de l'intestin grêle, mais sont encore plus confluentes dans la première moitié du jéjunum. C'est là aussi qu'elles sont le plus étendues, elles ont quelques-unes 3 à 4 centimètres de diamètre, d'autres de 2 à 3, le plus grand nombre de 1 à 2 centimètres. Leur forme est irrégulière, la plupart ont l'aspect de polygones irréguliers à angles aigus. Ces ulcérations sont peu profondes, elles n'entament que la couche superficielle de la muqueuse, et ne dépassent en aucun point le chorion muqueux. Leur couleur est ardoisée, mais d'un ton plus clair que celui de la muqueuse environnante. Elles sont délimitées par un bord festonné de coloration noirâtre. La partie inférieure de l'intestin grêle présente de nombreuses suffusions sanguines. Les follicules et les plaques de Peyer ne font aucune saillie.

L'estomac un peu congestionné ne présente pas d'ulcération.

Nous devons noter dans cette observation le chiffre élevé de l'urée éliminée pendant toute la durée de la maladie. Ce chiffre s'est maintenu à plus de 20 grammes jusque dans les derniers jours, et il a atteint 70 grammes le 12 mai, pour retomber brusquement à 22, et se relever à 48 et 42 grammes les jours suivants. Le foie, au moment de l'autopsie, était manifestement altéré ; mais pendant la vie, nous n'avons pu constater aucun changement de volume.

Ajoutons que, au moment où le chiffre de l'urée s'est élevé jusqu'à 70 grammes, le nombre des globules rouges est tombé en 48 heures de 4,300,000 par mil. cube à 2,800,000. Nous indiquons seulement cette coïncidence sur laquelle nous reviendrons quand nous étudierons les rapports de l'urée et des variations des globules rouges et blancs.

Lorsque la congestion du foie se traduit par une suractivité de la circulation du foie, l'urée augmente, les expériences et les observations sont en complet accord sur ce point.

C'est exactement le contraire de ce que nous avons noté dans la congestion du foie de cause cardiaque, dans laquelle la circulation est ralentie, les cellules sont altérées et l'urée diminuée.

12) *L'urée pendant la colique de plomb.*

On sait, par les travaux de Garrod et ceux de M. Charcot, que le saturnin est exposé à l'uricémie ; et depuis le mémoire de M. Ollivier, qu'il est fréquemment atteint d'albuminurie ; enfin dans sa thèse d'agrégation, M. J. Renaut (*De l'intoxication saturnine chronique*, 1875) a consacré un chapitre fort intéressant aux altérations des urines de ces malades. Les matériaux de ce résumé sont empruntés à M. Gubler et à son élève M. Albert Robin. Nous ne voulons ajouter à ces connaissances antérieures que quelques remarques faites sur la diminution de l'urée pendant la colique de plomb.

Dans une communication à la Société de biologie (13 juillet 1873), M. Bouchard dit : « Pendant la période aiguë des accidents de l'intoxication saturnine, lorsque les malades ne prennent pas d'aliments ou lorsqu'ils vomissent, la quantité des urines peut être considérablement diminuée, mais de plus la proportion d'urée et de matière extractive est beaucoup plus faible que dans une même quantité d'urine normale. »

Nos recherches confirment celles de notre collègue et, je crois, les précisent davantage sur un point. Pendant la colique de plomb, le foie se rétracte, ainsi que l'a démontré M. le professeur Potain ; quand la colique cesse, au contraire, le foie revient à son volume normal. D'après M. le professeur Vulpian, on ne peut expliquer cette contraction du foie que de deux manières : soit parce que, les vaisseaux restant à l'état normal, le sang n'y afflue plus, soit parce que ces derniers s'étant contractés sont devenus imperméables en partie à ce liquide.

Si le sang n'arrive plus en quantité normale dans le foie du saturnin pendant la colique, il semble légitime de supposer que les échanges chimiques se trouveront amoindris. Voici ce que nous avons constaté :

Coliques de plomb. — Peintre en bâtiments, âgé de 30 ans, entré le 25 septembre 1875, salle Saint-Augustin, sorti le 4 octobre.

Deuxième attaque de coliques, liséré saturnin. Aucun autre accident saturnin. Pas de selle depuis 4 jours, 2 vomissements le jour de son entrée.

26 sept. urines 350 gr., urée 3 gr. 08, foie 7 c. (Lig. m.)

27 —   —   500 —   — 6 — 04

20 grammes d'eau-de-vie allemande, 4 selles.

28 —   —   Bocal renversé.

29 —   — 1,000 —   — 8 — 08 foie 12 centim.

30 —   — 1,200 —   — 8 — 52

3 oct. — 1,500 —   — 13 — 40

Le malade sort le 4 octobre.

Coliques de plomb.— P..., peintre en bâtiments, âgé de 40 ans, constitution vigoureuse. Entré le 27 septembre 1875, salle Saint-Augustin, sorti le 1er octobre.

Troisième attaque de coliques. Liséré saturnin, aucun autre accident saturnin. Pas de selle depuis huit jours, pas de vomissement.

28 sept. urines 450 gr., urée 3 gr. 14 foie 6 c. (Lig. m.)

29 —   —   500 —   — 4 — 03

30 —   — 1,000 —   — 8 — 06 4 selles, foie 12 c.

Le malade veut sortir, le 1er octobre.

On voit dans ces observations que la quantité de l'urée, rendue en 24 heures, suit les variations du volume du foie, pendant la durée de la colique de plomb.

13) *L'urée et la glycosurie.*

Depuis quelques années, les médecins savent que dans le diabète sucré la quantité d'urée contenue dans les urines est en général augmentée. C'est un fait presque constant, il a été pour moi une des objections capitales contre la théorie de Traube ; il a préoccupé tous les médecins qui ont étudié le diabète. Parmi eux nous devons citer principalement MM. Bouchardat, Fuhrer et Ludwig, Meissner : tous ont cherché à expliquer cette coïncidence. Il est certain que si notre théorie est vraie, si le foie fabrique sinon la totalité, du moins la plus grande partie de l'urée éliminée par les urines, il est difficile d'admettre que lorsque les fonctions glycogéniques du foie seront surexcitées, il n'en résultera pas quelque trouble dans la formation de l'urée.

Nous chercherons d'abord les rapports de ces deux phénomènes dans la glycosurie passagère, puis dans la glycosurie permanente ou diabète.

a) *Glycosurie passagère.*

En 1872, M. Naunyn, professeur à Berne, donna à un de ses élèves, M. Henri Jeanneret, la question suivante à traiter dans sa thèse: « Dans le diabète artificiel, la désassimilation d'albumine, ou, en d'autres termes, la production d'urée est-elle immédiatement augmentée ? » (*L'urée dans le diabète artificiel*, par H. Jeanneret, Berne, 1872.) On voit que l'idée première n'est pas celle qui nous a guidé. Pour Naunyn et Jeanneret, la question à résoudre est celle-ci : Si dans le diabète, la quantité de sucre ou de substance glycogène est augmentée par une désassimilation plus forte et plus intense des substances albumineuses, il devra résulter, dans le diabète artificiel, une augmentation rapide dans la quantité de l'urée excrétée par l'urine ; l'urée, comme le dit Veit, étant la mesure de l'assimilation du corps.

Bien que les idées qui nous ont inspiré aient été différentes, si les résultats obtenus par Jeanneret, sous la direction de Naunyn, sont en rapport avec notre théorie, ils n'en seront que plus démonstratifs.

Dans des expériences très-précises, bien conduites, Jeanneret mit un chien à la ration d'entretien, puis l'intoxiqua en lui faisant respirer de l'oxyde de carbone, sans pousser l'expérience assez loin pour le tuer, de sorte qu'il put faire sur le même animal trois séries d'expériences.

Voici les résultats obtenus :

		Moyenne de la quant. d'urée.
Du 20 au 25 avril, moyenne de la quantité d'urine,	292 gr.	10 gr. 78
Intoxication, par CO., 26 avril —	426 —	12, 24
Du 27 avril au 10 mai —	319 —	12, 82
Intoxication, par CO., 11 mai —	460 —	14, 90
Du 12 au 24 mai —	345 —	13, 44
Intoxication, par CO., le 25 mai —	476 —	16, 44

Chaque intoxication est suivie d'une augmentation d'urée à laquelle correspond une glycosurie le jour même. Ainsi :

1re Expérience. Augm. d'urée, 1 gr. 43	Sucre, 1 gr. 58		
2e — —	2, 08 —	0,	79
3e — —	2, 96 —	2,	53

Mais ces deux phénomènes se succèdent, ils ne sont pas contemporains. C'est le sucre qui commence à paraître dans l'urine, puis la quantité d'urine augmente et atteint son maximum deux ou trois heures après la dernière aspiration de gaz, oxyde de carbone ; enfin l'urée augmente, un peu en retard sur les deux phénomènes précédents.

Le sucre apparaît dans l'urine plus vite que l'urée ne s'accroît.

Ces expériences sont curieuses, si on les rapproche des phénomènes qui ont été notés dans le décours du choléra.

Glycosurie dans le choléra. — Divers observateurs se sont astreints à mesurer jour par jour les variations de la composition chimique des urines, et ils sont tous arrivés à des résultats concordants. Au début anurie, puis élimination d'urine albumineuse ; dans la période de réaction, les urines sont riches en urée ; accidentellement, elles peuvent contenir du sucre, mais celui-ci se montre au début de la période de réaction et disparaît rapidement.

Nous citons les résultats obtenus par Parkes, MM. Gubler et Bordier, notre maître Lorain, qui, placés à des points de vue différents, n'en ont pas moins constaté les mêmes faits.

Parkes (*On urine*, London, 1860), en s'appuyant surtout sur les analyses de Buhl (*Henle's und Pfeuffer's Zeitschrift für rationnelle Medicin*, 1855), donne les résultats suivants :

L'urée se trouve en très-petite quantité dans l'urine rendue pendant le premier jour ; à partir de là elle s'accroît comme l'eau elle-même, et du 3e au 6e jour, elle est à peu près normale. Buhl a trouvé 70 ou 80 grammes en 24 heures, à cette période, tandis que le premier jour elle ne dépassait pas 3 ou 6 grammes, ou même elle manquait absolument. Bratler a noté une quantité de 57 grammes dans la journée où l'albumine disparaissait, tandis que dans la convalescence définitive il n'y en avait plus que 36 grammes. Quand elle a atteint ces chiffres, l'urée tombe au degré normal.

Après avoir signalé la présence de l'albumine dans l'urine, Parkes ajoute: Le sucre se montre quelquefois en grande quantité au premier et au second jour. Ce fait a été signalé par Heintz, Samoje et Buhl.

M. Gubler, dans une note insérée dans la *Gazette des hôpitaux* (6 sept. 1866), étudie la glycosurie diabétique, et il ajoute ce passage remarquable : « Ainsi, dans la période d'algidité et de cyanose, l'urine entraînerait seulement de l'albumine et de l'indigose, analogue au bleu d'aniline ; dans une phase intermédiaire, on verrait coexister la matière protéique avec la substance sucrée. Enfin dans la réaction confirmée et avancée, le sucre passerait seul dans la sécrétion urinaire.

« La première modification correspond à l'asphyxie en même temps qu'à *la torpeur hépatique;* la dernière indique le réveil de la fonction glycogénique et l'exubérance de la matière sucrée eu égard aux besoins de l'économie. Quant à la phase transitoire, elle est marquée par une cholirrhée parfois excessive. Il existe donc pour le foie un balancement fonctionnel évident aux deux phases de la période de retour du choléra.

« Au début, la glande hépatique verse dans le duodénum des torrents de bile qui refluent par les voies supérieures ou s'échappent avec les matières intestinales, puis elle ralentit ce travail et se met à fabriquer du sucre qui, n'ayant pas une issue directe au dehors, et ne trouvant pas encore son emploi, est éliminé par les reins avec les matériaux ordinaires de leur sécrétion. »

Un des élèves de M. Gubler, M. le Dr Bordier, complète ainsi les résultats des recherches de son maître (Épid. cholérique de 1866, à l'hôpital Beaujon, *Archiv. de méd.*, 1867, p. 176): « Les urines qui, dans la période algide, témoignent d'une oxydation incomplète, contiennent au contraire pendant la réaction des quantités souvent considérables d'urée et d'acide urique, substances éminemment oxydées. »

Il est intéressant de constater que M. Gubler, en suivant une voie tout à fait différente de celle que nous avons parcourue, est arrivé de son côté à placer le rôle du foie au premier plan, dans les actes qui se traduisent par les modifications de l'urine des cholériques.

Lorain (*Le choléra à l'hôpital Saint-Antoine*), 1868, résume ainsi ses recherches sur les urines :

« L'examen chimique nous a donné tout d'abord deux résultats très-nets que je formule ainsi (p. 38) :

« 1° Les urines rares de la première période sont albumineuses ;

« 2° Les urines abondantes de la deuxième période sont très-riches en produits organiques, elles contiennent du sel en grande abondance et de l'urée en quantité considérable. Accidentellement et passagèrement, elles peuvent contenir du sucre (12 à 15 grammes par litre).

« L'urée et l'acide urique (p. 41) sont en quantité très-supérieure à celle que l'on rencontre dans l'état normal, et cette excrétion existe pendant longtemps. Ainsi le malade n° 4 a excrété en moyenne, pendant huit ou dix jours au moins 41^{gr},661 d'urée par litre et 2^{gr},615 d'acide urique ; et si l'on multiplie tous les chiffres quotidiens par le chiffre des volumes d'urine excrétée, on trouve que l'excrétion a été, pour huit jours seulement, de 72^{gr},460 d'acide urique et de 1155^{gr},50 d'urée, quantité véritablement énorme. D'après les idées généralement reçues, un homme sain, vigoureux et faisant une grande dépense musculaire, aurait perdu à peine dans le même temps 300 grammes d'urée.

« Il faut noter que dans le choléra il n'y a pas de haute température. »

La diminution dans la quantité d'urée excrétée par le rein, pendant la période algide du choléra, est-elle due à la rétention de l'urée dans l'économie ou à ce qu'elle est éliminée par d'autres voies?

D'après une analyse de Chalvet, faite en 1866 dans le service de M. Gubler, et publiée en 1868 (*Gaz. des hôp.*, p. 6), l'urée augmenterait dans le sang en quantité assez considérable. Le sang, dit Chalvet, fut retiré avec des ventouses chez un cholérique qui délirait, et on trouva :

Dans les urines. Urée, traces impondérables.
     Matières extractives, 14 ^{gr},0,00.
Dans le sang. Urée, 3 ^{gr},60 0/00 de sang défibriné.
     Matières extractives, 19 ^{gr},80.

Chalvet note ensuite l'augmentation de l'urée et des matières extractives dans l'urine pendant la période de réaction.

Nous pensons que cette unique expérience ne saurait être très-probante. Nous connaissons les difficultés de l'analyse du sang, or dans une quantité nécessairement très-faible recueillie par les ventouses, les causes d'erreurs se trouvent multipliées par un tel coefficient que l'on doit regarder de nouvelles recherches comme indispensables.

Dans son *Traité des maladies infectieuses*, Griesinger (trad. française, 1868, p. 197) dit « qu'une proportion considérable d'urée dans le sang a été reconnue (O'Shaugnesy, 1832) dans les premières épidémies ; les recherches récentes n'ont fait que confirmer les anciens résultats et ont démontré que, *dans le stade algide, la quantité d'urée est plus faible que dans la seconde période*, et surtout que dans les états typhoïdes avec suppression complète de la sécrétion urinaire. »

On doit donc admettre que l'urée s'accumule dans le sang pendant l'algidité cholérique, bien qu'il soit nécessaire de faire des analyses nouvelles, et surtout de suivre jour par jour les variations du phénomène.

L'urée, qui ne sort plus par les reins, est-elle éliminée par d'autres voies ? Les cholériques répandent parfois une odeur urineuse ; on a même observé (12 fois sur 800, d'après Drasche), une farine blanchâtre formée de graisse et d'urates déposée sur la peau par la sueur desséchée ; et d'autres fois, une véritable cristallisation d'urée (Hamernick, Schottin, Griesinger, Liouville et Gripat, *Soc. de biol.*, 1873). C'est là une voie d'élimination bien restreinte, car le cholérique sue peu, et d'ailleurs, le fait lui-même est rare. La muqueuse digestive offre à l'urée une voie d'élimination bien plus importante, et si les vomissements et les déjections contenaient de l'urée, il est certain que, supprimée pour les reins, la quantité d'urée excrétée pourrait encore être considérable. D'après les analyses consignées dans la thèse de Juventin (Paris, 1874), les vomissements et les déjections ne contiennent qu'une quantité extrêmement faible d'urée.

Nous devons donc, en attendant des expériences plus précises, admettre que la quantité d'urée fabriquée pendant le choléra ne devient réellement importante que pendant la période de réaction, elle est précédée ou accompagnée au début par une glycosurie (non constante), et elle acquiert toute son intensité dans les jours suivants.

Des recherches analogues sont à faire sur *la glycosurie passagère des femmes en couches et des nourrices*. On sait, depuis le travail de M. de Sinety (*De l'état du foie chez les femelles en lactation*, Paris, 1873), que pendant les derniers temps de la grossesse, les lobules du foie se chargent de gouttellettes graisseuses siégeant surtout au centre de l'îlot.

Il y a donc une sorte de suractivité hépatique. D'autre part, M. Blot a signalé (*Comptes rendus de l'Académie des sciences*, 1856) la présence du sucre dans les urines des femmes en couches. Précisant l'apparition de ce phénomène, M. de Sinety, ainsi que d'autres auteurs (*Voyez*, pour les indications bibliographiques, le mémoire de M. de Sinety, *Comptes rendus biol.*, 1873, p. 93 des mémoires), a reconnu que le deuxième ou troisième jour après l'accouchement, à cette période que l'on appelait autrefois la fièvre de lait, on trouve toujours du sucre dans l'urine.

Dans une étude, insérée dans sa thèse (Paris, 1872, n° 211),

M. Quinquaud a dosé l'urée de la femme grosse et de la nouvelle accouchée. Il a trouvé que pendant les derniers temps de la grossesse, la quantité d'urée, excrétée en 24 heures, dépasse beaucoup la moyenne physiologique ; chez les femmes enceintes, l'urée varie de 30 à 38 grammes en 24 heures.

Puis, dans les vingt-quatre heures qui suivent l'accouchement, l'urée baisse, tombe à 20 ou 22 grammes. Mais le second ou le troisième jour, au moment dit de la fièvre de lait, l'urée augmente, par conséquent le jour même où la glycosurie, d'après M. de Sinety, serait un fait constant.

Voici un exemple emprunté à M. Quinquaud :

Accouchement le 21 avril sans complication.

21	avril	T.	37,5			
22	—	—	37,6	urée	18 gr.	
23	—	—	37,6	—	34	(montée du lait.)
24	—	—	37,5	—	25	
25	—	—	37,4	—	22	

Les jours suivants, la malade rend 20 à 22 gr. d'urée.

Nous pouvons donc dire qu'actuellement et en attendant de nouvelles recherches, pendant la glycosurie passagère, qu'elle soit provoquée expérimentalement, qu'elle se développe sous l'influence d'un processus physiologique (accouchement) ou pathologique (choléra) le résultat est toujours le même. La glycosurie passagère et l'augmentation d'urée, dans les urines se manifestent simultanément ou successivement, mais elles semblent sous la dépendance d'une même cause ; cette cause, pour nous, tient à ce que les deux produits se développent dans un même lieu.

b) L'urée dans la glycosurie permanente ou diabète.

Nous ne revenons pas sur l'historique de la question que l'on trouvera dans les traités spéciaux. On sait aujourd'hui que bien que les diabétiques aient une température habituellement abaissée (36°, 36°,5 au lieu de 37° dans l'aisselle), ce sont les malades qui éliminent la plus grande quantité d'urée : 45, 50, 90, 100 grammes par 24 heures. (Bouchardat, Mosler, Thierfelder et Uhle.)

Ce que nous voudrions déterminer est ceci : quels sont les

rapports de cette augmentation de l'urée et de la glycosurie ?
Or, sur ce point, nous savons peu de chose ; les deux phénomènes s'accompagnent, marchent parfois suivant des voies
parallèles, mais ils peuvent exister isolément et se dissocier.
Ainsi, lorsqu'un diabétique prend la fièvre, le sucre disparaît des urines, mais la quantité d'urée persiste et même
augmente. Dans certains cas de diabète traumatique, le sucre
paraît d'abord, puis disparaît après quelque temps ; l'urée
n'augmente que progressivement, et c'est alors que le sucre
a disparu que l'augmentation de l'urée éliminée est la plus
considérable (Fritz, Du diabète dans ses rapports avec les
maladies cérébrales, *Gaz. heb.*, 1859). Ces rapports entre les
variations des deux phénomènes ont été trop peu suivis pour
que nous puissions y trouver des renseignements précis.

Bien que la quantité d'urée rendue par un diabétique soit
influencée très-puissamment par le mode de l'alimentation,
elle n'obéit pas à cette seule influence. M. Bouchardat en fait
la remarque avec raison. « Certains glycosuriques, dit-il,
arrivés à la dernière période de la consomption, produisent
de la glycose et de l'urée aux dépens de leur propre substance.
(Exemple, les diabétiques phthisiques.) J'ai analysé les urines
d'un malade mangeant à peine, qui avait rendu dans les
24 heures 2 litres, 1 d'urine contenant 45 grammes d'urée et
51 grammes de glycose ; mais jamais je n'ai observé de cas
comparable à celui de Sydney Ringer rapporté par Parkes,
et que Jaccoud nous a fait connaître. (*Cliniques médicales de
la Charité*, 1867, p. 792.) Un malade à la diète perdait, en
24 heures, 48 grammes d'urée et 105^{gr},5 de glycose. »

M. Bouchardat se demande ensuite dans quel organe se
produisent les dédoublements qui donnent naissance à l'urée.
« Si l'on s'en tenait, dit-il, aux faits d'augmentation si considérable dans la proportion d'urée excrétée dans les cas
d'ictère de cause morale, on serait en droit de dire que c'est
dans le foie que s'opère cette formation. » Mais il ajoute que
dans des circonstances différentes, on peut mettre en cause
le pancréas, les ganglions, les échanges moléculaires dans les
capillaires, et conclut ainsi : « La production de l'urée dans
l'économie ne résulte point de l'oxydation, mais du dédoublement des principes immédiats azotés. »

Nous ne retenons de ces faits que ce résultat incontestable : nulle maladie, plus que le diabète, n'est capable de provoquer d'une façon permanente une augmentation aussi considérable de l'urée éliminée. Nous savons que c'est dans le foie que s'accomplit la plus grande partie, sinon la totalité des échanges qui aboutissent à la formation de la matière glycogène. L'union intime qui associe les variations de l'urée à la glycosurie passagère ou permanente ne permet-elle pas de se demander si les mêmes influences ne président pas à la formation de l'urée et à celle de la glycose ?

CONCLUSIONS.

Les recherches des physiologistes, de Heynsius, de Stokvis, de Furher et Ludwig, de Meissner, de Cyon, tendent à prouver que c'est dans le foie que se forme l'urée. Nous aurons à déterminer plus tard à l'aide de quels matériaux.

Les observations des pathologistes montrent que sous l'influence des lésions du foie, l'urée varie suivant des lois déterminables.

1) Dans l'*ictère grave,* l'urée diminue et même disparaît des urines.

2) Dans l'*ictère par intoxication phosphorée*, observé chez l'homme ou provoqué chez les animaux, l'urée diminue considérablement, mais après avoir subi toutefois des augmentations passagères, qui suivent chaque ingestion de substance toxique.

3) Dans certaines formes d'*ictère pseudograve*, les variations de l'urée présentent au début les mêmes caractères que dans l'ictère grave (diminution, disparition de l'urée, anurie), mais la guérison peut être annoncée le jour où survient une crise urinaire avec élimination considérable de l'urée. Le plus souvent le volume du foie, d'abord rétracté, augmente le jour de la crise urinaire.

4) Dans l'*ictère simple*, la quantité d'urée éliminée ne diminue pas; elle peut être considérable au début (Bouchardat), mais cette augmentation ne paraît pas survivre aux premiers moments de la maladie. L'abondance de l'urée éliminée permet de porter un pronostic favorable.

5) Dans l'*hépatite suppurée*, l'urée augmente au début (résultat annoncé par Parkes, mais qui doit être vérifié) ; elle diminue quand l'abcès a détruit une grande partie du foie, bien que cette lésion soit accompagnée de fièvre.

6) Dans la *lithiase biliaire* ayant pour conséquence l'oblitération du canal cholédoque et l'atrophie des lobules hépatiques, l'urée diminue de quantité. Cette diminution semble encore plus notable pendant la crise de *colique hépatique* ; il en serait de même (d'après l'observation de Regnard surtout) dans la *fièvre intermittente hépatique*.

7) Dans la *cirrhose* atrophique ou hypertrophique, la quantité d'urée éliminée est représentée par un chiffre extrêmement faible, même lorsque le malade continue à se nourrir.

8) Dans les maladies du cœur, le développement du *foie cardiaque* entraîne une diminution considérable de la sécrétion de l'urée. Les variations sous l'influence du repos et du traitement peuvent servir à établir le pronostic de la maladie.

9) Dans la *dégénérescence graisseuse du foie*, qui survient chez les phthisiques et les malades atteints de suppurations osseuses, la quantité d'urée excrétée tombe à des chiffres très-peu élevés.

10) Dans les affections chroniques du foie, *cancer*, *kyste hydatique*, la destruction d'une portion considérable de la substance hépatique entraîne une diminution-correspondante dans la quantité d'urée sécrétée.

11) Dans la *congestion du foie*, la suractivité de la circulation hépatique se traduit par une augmentation de la quantité d'urée éliminée.

12) Dans la *colique de plomb*, le foie se rétracte et l'urée diminue ; dès que la colique est terminée, le foie revient à son volume normal et l'urée augmente.

13) Dans la *glycosurie passagère*, l'urée augmente pendant qu'existe cette glycosurie ou au moment de sa disparition.

Dans le *diabète*, la quantité d'urée atteint parfois un chiffre plus élevé que dans toute autre maladie. Une similitude si remarquable dans les variations de ces deux phénomènes n'autorise-t-elle pas à se demander s'il n'y a pas communauté dans leurs origines?

En résumé, nous croyons avoir prouvé que, dans les maladies du foie, la quantité d'urée sécrétée et éliminée en 24 heures est sous la dépendance de deux influences principales :

1° L'intégrité ou l'altération des cellules hépatiques ;

2° L'activité plus ou moins grande de la circulation hépatique.

Il en résulte que, en clinique, on pourra utiliser les variations de la quantité d'urée éliminée par les urines (les reins étant sains) pour établir le diagnostic et le pronostic des lésions du foie.

TABLE

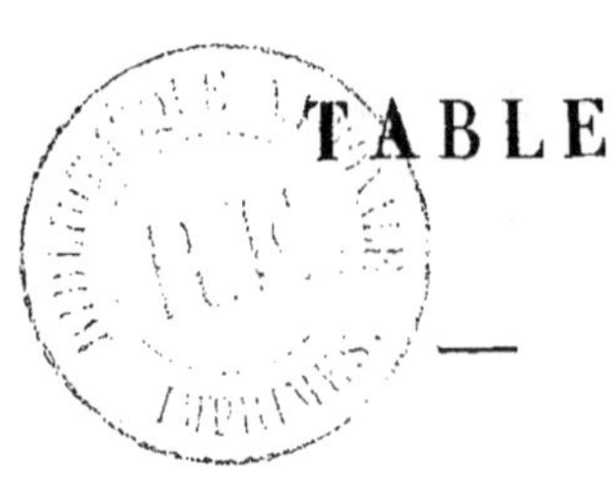

Paris. — Imp. Paul Dupont, rue Jean-Jacques-Rousseau 41. (1529-76.)

A LA MÊME LIBRAIRIE.

Archives de physiologie normale et pathologique. — Fondées en 1868, dirigées par MM. Brown-Séquard, Charcot et Vulpian, paraissant tous les deux mois par fascicules grand in-8º, avec planches noires et coloriées. Chaque année forme un beau volume de 800 pages. Une 2º série a commencé avec l'année 1874.

Prix de l'abonnement annuel : Paris, 20 fr.; départements, 22 fr.; Union postale, 24 fr.; États-Unis, 25 fr.

Chaque année, après complément de l'abonnement, le prix du volume complet est porté à 25 francs.

Revue des sciences médicales en France et à l'étranger. — Publiée sous la direction du Dr G. Hayem, agrégé à la Faculté de médecine de Paris.

La *Revue des sciences médicales* paraît trimestriellement le 15 des mois de janvier, avril, juillet, octobre; chaque numéro contient environ 500 pages, format grand in-8º.

Chaque année forme 2 volumes, avec une table analytique, et vendus 32 francs. En vente les tomes I à VIII (1873 à 1876).

Prix de chaque année.. 32 francs.

Prix de l'abonnement annuel: Paris, 30 fr.; départements, 33 fr.; Union postale, 34 fr.; États-Unis, 36 fr.

Leçons sur les nerfs vaso-moteurs et les paralysies des membres inférieurs, par le Dr Brown-Séquard; traduites par le Dr Beni-Barde, 1 vol. in-8º... 4 francs.

Traité et iconographie du système nerveux et des organes des sens de l'homme, avec leur mode de préparation, par M. Ludovic Hirschfeld, professeur à la faculté de Varsovie; 2º édition, 1 vol. in-8º, avec un atlas de 92 planches, dessinées d'après les préparations de l'auteur, par M. Léveillé. Le texte, 1 vol. in-8º; l'atlas, 1 vol. in-4º colombier. Noir 60 francs, colorié 110 francs.

Traité de physiologie appliquée à la médecine et à la chirurgie, par le Dr Liégeois.
— En vente, 1 vol. de 450 pages grand in-8º, avec 100 figures dans le texte, comprenant : Introduction;—Physiologie générale;—Reproduction. 6 fr. 50
— Et 1 vol. de 150 pages, avec 55 figures dans le texte, comprenant les mouvements.. 3 francs.

Atlas d'anatomie pathologique, par le Dr Lancereaux et Lackerbauer. 1 vol. grand in-8º jésus de texte, et un atlas de 64 planches en couleur dessinées d'après nature et lithographiées par M. Lackerbauer, avec texte explicatif en regard.. 80 francs.

Compendium de physiologie humaine, par le professeur Jules Budge, traduit de l'allemand et annoté par M. Eugène Vincent, avec 53 figures dans le texte. 1 vol. in-18 cartonné, de la collection diamant.......... 6 francs.

Paris.-Imp. PAUL DUPONT, 4 rue Jean-Jacques-Rousseau. (1529 bis, 76.)